U0273696

PERCUTANEOUS TRANSHEPATIC
CHOLANGIOSCOPIC LITHOTONY

经皮肝穿刺胆管取石术
手术学

主编 黄 刚

清华大学出版社
北 京

图书在版编目（CIP）数据

经皮肝穿刺胆管取石术手术学 / 黄刚主编 . — 北京：清华大学出版社，2022.4
ISBN 978-7-302-60432-7

I. ①经… II. ①黄… III. ①胆道疾病—结石（病理）—碎石术 IV. ① R657.4

中国版本图书馆 CIP 数据核字（2022）第 052834 号

责任编辑：孙　宇
封面设计：吴　晋
责任校对：李建庄
责任印制：宋　林

出版发行：清华大学出版社
　　　网　　　址：http://www.tup.com.cn，http://www.wqbook.com
　　　地　　　址：北京清华大学学研大厦 A 座　　　邮　　编：100084
　　　社 总 机：010-83470000　　　邮　　购：010-62786544
　　　投稿与读者服务：010-62776969，c-service@tup.tsinghua.edu.cn
　　　质量反馈：010-62772015，zhiliang@tup.tsinghua.edu.cn
印 装 者：小森印刷（北京）有限公司
经　　销：全国新华书店
开　　本：185mm×260mm　　　印　张：13　　　字　数：216 千字
版　　次：2022 年 5 月第 1 版　　　印　次：2022 年 5 月第 1 次印刷
定　　价：238.00 元

产品编号：094949-01

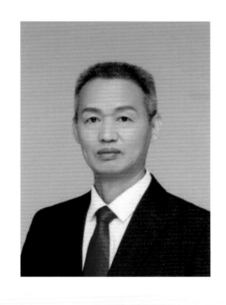

黄　刚 主任医师

广州医科大学附属第一医院肝胆科

【主编简介】

　　人力资源和社会保障部专家服务团专家，香港医学科学院院士，香港大学玛丽医院访问学者，广东省医师协会肝胆外科医师分会常委，广东省肝脏病学会肝衰竭及人工肝专业委员会常委，国际生物治疗协会首批会员，中国抗癌协会肝癌专业委员会委员。从事普通外科、肝胆外科、肿瘤外科及肝移植临床及研究工作三十余年。

【擅长】

　　对肝脏、胆道、胰腺、脾脏等疾病的诊断及治疗有丰富的经验。对"胆结石"的治疗居国内外领先水平，运用"经皮肝穿刺胆管取石术（PTCL）"治疗各种复杂肝内外胆管结石、胆管狭窄、胆肠吻合口狭窄闭锁及胆道梗阻等居国内外领先水平。率先在医院开展了"超声引导下的PTCD"，解决了PTCL快速发展的瓶颈。运用超声定位、引导，先后成功穿刺了直径3.0mm、2.5mm、2.0mm的胆管，使PTCL治疗复杂肝内外胆管结石的适应范围得到极大地扩展。多年以来，已将PTCL作为治疗胆管结石的首选方法。对胆结石复发的防治有丰富的经验。对外科肿瘤特别是肝癌的早期诊断、鉴别诊断、综合治疗有丰富的经验，对肝脏局灶性结节增生（FNH）的诊断居国内外领先水平，对结直肠癌肝转移的防治有深入的研究。在华南地区第一个开展复杂肝癌的"逆行肝切除术"，即"原位肝切除"的雏形，2012年率先在医院开展腹腔镜半肝切除等微创手术。

　　主编《肿瘤化学治疗敏感性与抗药性》专著。完成"国家自然科学基金资助课题"及"军队八·五攻关课题基金资助项目"各一项。获"国家级科技进步三等奖"两项。

　　邮箱：victor huangjw@163.com

编委会

主　编

　　黄　刚　广州医科大学附属第一医院

编　委

　　胡　敏　暨南大学附属第一医院、广州华侨医院

　　范应方　南方医科大学附属珠江医院

　　周兴华　广州医科大学附属第一医院

　　陈　淮　广州医科大学附属第一医院

　　蔡香然　暨南大学附属第一医院、广州华侨医院

　　李敬东　川北医学院附属第一医院

　　刘吉奎　北京大学附属深圳医院

　　曹明溶　暨南大学附属第一医院、广州华侨医院

　　刘　军　南方医科大学附属珠江医院

　　陈平康　暨南大学附属第一医院、广州华侨医院

　　刘志龙　暨南大学附属第一医院、广州华侨医院

编写秘书　胡　敏

序

　　胆道系统结石是一种常见病、多发病，在胆道系统疾病中，胆道结石病的发病率位居第一，而且有逐年增高的趋势。在我国，随着人们生活条件的变化、饮食习惯的改变，胆囊结石的发生率已高于胆管结石，胆固醇结石也已多于胆色素结石。然而，对人们身体健康影响极大的，依然是胆管结石。

　　随着我们对胆管结石的认识不断加深、现代科学技术的发展以及新的检查设备在临床的运用等，我们对胆管结石的诊断水平有了巨大的提高，使胆管结石的患者能够得到更早的诊断。伴随外科技术的发展，胆管结石的治疗效果也有了很大的提高。

　　目前治疗肝内外胆管结石的方法仍然是以外科手术治疗为主，其主要方法是：胆总管切开取石 +T 管引流术、高位胆管切开取石术、胆肠吻合术及肝切除术等等。但是由于胆管结石的复杂性、结石所处解剖位置的特殊性、结石引起的病理改变的复杂性、严重性等原因，其对肝脏及全身的损害极大且十分严重。而且，通过上述手术方式不易将肝内胆管结石取干净，易残留结石，导致再次、多次的手术，有的手术方法还会导致一些后遗症，如肝部分切除术后的肝脏结构发生变化，保留肝脏结石残留或者易结石再生；胆肠吻合术后的逆行感染，吻合口狭窄、梗阻，癌变及结石残留、再生，等等，给患者的身心造成巨大地伤害，也给患者家庭造成经济上、精力上的巨大损耗。

　　如何解决上述这些问题，一直是医务工作者面临的巨大难题！数代外科医生也一直在努力，希望找到一种能够妥善解决这些难题的方法。

　　《经皮肝穿刺胆管取石术手术学》由黄刚主任医师主编，该作者在多年的临床工作中，根据自己开展"经皮肝穿刺胆管取石术"的经验，组织编写了该书。参与编写的人员都是长期从事临床、医技工作的专家，通过对胆管结石及"经皮肝穿刺胆管取石术"相关的胆道生理、胆道的应用解剖、术前超声、CT 等影像学检查的介绍，使胆管结石能够得到准确的诊断，并掌握结石位置分布特点、胆管与胆管及胆管与血管间的关系等，从而为精准的实施定位、穿刺及取石提供全面、准确的信息。《经皮肝穿刺胆管取石术手术学》对于胆管结石各种情况的处理方法进行了分门别类的介绍，并以病例分析形式做了详细的讲解。作者对超声的理解和运用也达到十分高超的程度，能够运用超声准确定位并引导对 3 mm 以下胆管及不扩张胆管的穿刺，解决了临床中常见的不扩张胆管的穿刺难题，为"经皮肝穿刺胆管取石术"成功实施完成了最关键的一步。作者对术中硬质胆道镜的使用方法及技巧等也做了详细的介绍。并且对每一个病例从穿刺靶点到手术技巧的详细分析，使读者有亲临现场、亲眼所见的感受。通过"经皮肝穿刺胆管取石术"，能够取出肝内外胆管各个部位的结石，有效地减少了因为胆管结石行肝部分切除、半肝切除及胆肠吻合术的病例。

该书对于"经皮肝穿刺胆管取石术"在临床的开展应用具有良好地指导作用，深入阐明了"经皮肝穿刺胆管取石术"手术方法及相关问题，解决了外科医生一直关心的如何取出取尽结石、保持引流通畅、纠正胆管及吻合口狭窄、减少／避免结石复发等问题，为胆管结石的治疗提供了一种新的、具有优良效果的方法，相信能给肝胆外科医生、普外科医生等广大临床医务工作者和研究工作者带来新的帮助！也希望能够为广大胆石病患者带来福音！

郑树国

中国人民解放军陆军军医大学第一附属医院

（原第三军医大学西南医院）

2022 年 3 月

前　言

胆管结石是一个多发病，对人体造成的损害十分严重。结石位于结构复杂的胆管内，不易取出，形成长期的反复的感染、梗阻，导致患者腹痛、发热等症状，还将引起肝硬化、门脉高压等严重后果。以前胆管结石的治疗是通过开腹行"胆总管切开取石 +T 管引流术"等方法，但仍然有很多结石会残留于二～四级胆管内。随着科技的进步，新的医疗设备、器械的研制成功，纤维胆道镜等的出现，使取石效果有了较大地提高。而后又出现的腹腔镜手术，使腹部切口的创伤显著减小。但是，由于胆管的解剖结构复杂，分支如"树枝网"，无论开腹还是腹腔镜都难以将结石取净，对二级以上胆管的结石仍然是望尘莫及。所以导致胆管结石患者经常是反复手术，有的患者术后 1～2 个月又复发，形成梗阻性黄疸及胆管炎，又要再次手术；有的患者手术做了高达十几次，给患者造成了极大地痛苦，身心受到了极大地伤害，也给患者家庭带来经济、生活等方面严重的不良影响。

基于上述情况，笔者一直在思考能否有什么办法既能把结石取净，避免、减少结石复发，又能减少对患者的创伤。在了解到"皮下盲袢（或皮肤肠瘘）式 Roux-Y 胆管空肠吻合术"后，就一直在思考，能否找到一个通道，创伤既小，取石效果又好，并且能够取净胆管结石？

经过团队长期的探索和努力，我们运用经皮肝穿刺胆管取石术（PTCL）并与超声科医生一起通过超声定位、引导穿刺，使胆管穿刺的水平有了很大地提高。穿刺的位置由二级胆管发展到一级胆管，直至能够穿刺肝门部胆管；穿刺部位越来越多，由最初的剑突下穿刺左肝内胆管到由右肝穿刺右肝内胆管；穿刺的直径也越来越小，由通常大家认为的 4.0mm 到 3.0mm，再发展到穿刺 2.5mm，甚至成功穿刺了 2.0mm 直径的胆管。目前我们已经把 PTCL 作为治疗胆管结石的首选方法。

PTCL 具有超微创、取石效果好、并发症少、患者恢复快等优点。我们希望把PTCL 技术推广到全国县级以上的医院，使广大的胆管结石患者受益，同时让广大的肝胆外科的医生们减少反复手术带来的烦恼！

有很多的外科专家们来我院参观、学习，但回去以后多数难以开展。根据他们的反馈，主要是在穿刺点的选择、超声的定位及取石的技术等方面还存在很多的空白。

通过这些反馈我们认识到，若要把这项技术推广到全国，必须有一套既有理论也有实际操作的书籍来指导各医院的专家们开展这个手术，以减少开展该手术初期产生的并发症和成功率低的问题。

经过再三思考，决定组织编写一本关于 PTCL 的手术学，定名为《经皮肝穿刺胆管取石术手术学》。当即构思，确定本书的编写大纲，然后组织临床一线的专家们按照新颖、实用的原则进行编写，目的是为即将开展或者已经开展这项手术的医生，全方位地提供高水平地指导。

全书共 16 章，插图约 450 幅，从培养读者（外科医生）实际运用 PTCL 的能力出发，笔者结合自己实际运用 PTCL 的体会及培养 PTCL 专科医生的经验，简要的介绍了与 PTCL 相关的一些基础知识：胆道系统的生理及胆道结石导致胆道系统的病理生理改变、胆道系统的应用解剖、胆道结石的超声、CT、MR 成像原理及胆道结石在其中的成像特点等。重点通过对各个部位、各种类型的胆道结石病例进行分析，对 PTCL 手术的要点、难点进行讲解，对如何进行超声定位、引导、穿刺、扩张建立瘘道、取石要点、狭窄甚至闭合的胆管口的寻找和处理、狭窄胆肠吻合口的寻找和处理、硬质胆道镜的使用方法及技巧等进行详细、精准的分析。全书图文并茂，使读者在读完本书后，能够对 PTCL 有一个系统、准确地认识，并有身临其境、亲眼所见的感受，不但能够显著提高读者的 PTCL 操作技术，还使读者在超声、CT 等对肝胆管疾病的诊断、治疗能力得到大大提高，使读者能在工作中逐渐开展 PTCL 技术，为广大的胆管结石患者解除疾苦，造福人民！造福社会！

本书的读者对象为各大学附属医院和各级医院的高年资主治医生及以上职称的外科医务工作者、胆石病的研究人员。并且对提高广大超声科医生在胆管的定位、穿刺及引导技术方面也有巨大地促进作用。

在本书完成之际，诚挚地感谢撰写此书的各位专家、教授！在他们的辛勤劳动下，保证了本书的质量，保证了本书的顺利完成。感谢清华大学出版社给予的大力支持！以及对本书内容提出的宝贵意见，使得本书能够高质量地顺利出版！我们虽竭尽全力，但因学识有限，考虑不周之处在所难免，希望广大读者提出宝贵意见，以便在本书再版时得以纠正，谢谢！

黄　刚

2022 年 2 月

目 录

第一章

胆管结石概述

原发性胆管结石是一个常见病、多发病，多见于我国西南、华南、沿海及长江流域的农村地区。日本、东南亚地区也较常见。原发性胆管结石分为肝内胆管结石和肝外胆管结石，肝内胆管结石可广泛分布于左右肝管及各叶、各段胆管支内，或局限于一段、一叶胆管，其中以左外叶和右后叶多见。根据肝内胆管结石的分布，一般分为弥漫型、散在型和区域型，或是两者混合型。肝外胆管结石多发生在胆总管中下段。

原发性胆管结石的形成与胆管结构的异常、梗阻、感染、营养及生活习惯等因素有关，感染是导致结石形成的首要因素。胆管的慢性炎症、开口狭窄等引起胆汁瘀滞，也是胆管结石形成的有利因素。

由于肝胆管结石所处的解剖位置特殊，病理改变复杂、严重，其对肝脏及全身的损害大，因而它是非肿瘤性胆道疾病死亡的主要原因。原发性胆管结石在肝外及肝内各级胆管均可以发生，引起腹痛、发热、黄疸等，严重者导致休克、死亡。

目前，治疗原发性胆管结石的原则是"解除梗阻、去除病灶、通畅引流"，具体就是：尽可能取尽结石，解除胆管狭窄等病变，清除肝内感染性病灶，恢复通畅的胆汁引流。方法主要是通过开腹或者腹腔镜行高位胆管切开取石，胆总管切开取石 +T 管引流术，肝管狭窄整形，肝切除（切除肝内感染病灶），Roux-en-Y 胆肠吻合术，奥迪（Oddi）括约肌成形术，经内镜下括约肌切开取石术，经 T 管窦道取出残余结石，溶石等。

然而，这些治疗方法对人体创伤较大，有的方法破坏了胆管和 Oddi 括约肌的正常结构，特别是 Roux-en-Y 胆肠吻合术和 Oddi 括约肌切开取石术后的患者，会出现反复的胆道感染，导致反复发热、腹痛等不适。由于胆管结石及胆管结构的复杂性，特别是目前常用的开腹或者腹腔镜联合胆道镜经胆总管切开取石手术（笔者称之为中入路或肝门入路），难以取尽结石，而且很多部位的结石从胆总管入路是取不到的，有的胆管扩张不严重，纤维胆道镜不能看见、不能到达，也取不了结石；多数三至四级胆管结石通过胆总管入路也是到不了的。这给我们的外科医生带来很大的困扰，同时也给患者带来严重的后果。

肝内胆管结石残留是胆道再次手术的最常见的原因。黄志强院士曾经总结了 702 例次结石性胆道手术，胆道残留结石 156 例，占 22%。其中，肝外胆管结石手术后残留结石占 6%，而肝内胆管结石手术后残留结石占 37%，发生率为肝外胆管结石手术后残留结石的 6 倍。

目前应用胆道镜取石、碎石等手段，能够解决一部分残留结石的问题，但很难彻底解决，而且因结石梗阻与感染所造成的胆管与肝脏的损害，如肝胆管狭窄、胆管扩张、胆汁滞留、肝纤维化、肝萎缩等，也不会由于结石的取出而有效解除。因而，残留结石及合并的胆管狭窄，又常是导致急性化脓性胆道感染复发的重要原因。如何有效地降低肝胆管结石造成的高死亡率和再手术率，仍然是今后肝胆管结石病外科治疗中的研究重点。

内镜逆行胰胆管造影术（endoscopic retrograde cholangio pancreatography，ERCP）（笔者称之为下入路）对多数肝内胆管结石难以处理，它能够取出胆总管中下段，或者较小的胆总管结石、肝总管结石。随着新的医疗器械的出现，ERCP 取石效果有较大的改善，取石范围进一步扩大，但是，多数都需要切开 Oddi 括约肌，造成 Oddi 括约肌功能障碍——狭窄或松弛、逆行性感染，胆汁漏、急性胰腺炎等，严重者会导致出血、穿孔等并发症，所以我们极少运用 ERCP 进行取石。

随着科技的发展，外科专家们也在不停地探索，力图寻找到一种新的治疗胆结石的方法，以达到创伤小、取石效果好的目的。

1981 年 Nimura 首先报道了经皮肝胆道镜（percutaneous transhepatic choledochoscope，PTCS）技术治疗肝胆管结石，取得较好效果。但早期由于该项技术处于探索阶段，对靶向胆管的定位、穿刺把握欠佳，导致损伤较大、出血、胆汁漏等并发症，并且因为治疗周期较长等因素，因而在临床应用上进展缓慢。

在国内，PTCS 技术首先由张宝善教授引进、运用。利用纤维胆道镜通过 PTBD 建立通道，能够有效地取出肝胆管结石。对于原发性肝内胆管结石患者运用 PTCS 技术取石，即"经皮肝穿刺胆管造瘘取石术，或者称经皮肝穿刺胆管取石术（percutaneous transhepatic cholangioscopic lithotony，PTCL）"。PTCL 的优点是：①这是一项微创手术，其手术过程较肝切除术等常用手段简单、有效；②对于一些老年等心肺功能较差的患者，是一种比较理想的解决办法；③其具有每次手术时间短及住院时间短等特点。

传统的PTCS是在经皮肝穿刺胆道造影置管术（percutaneous transhepatic cholangiography duct，PTCD）1周后开始逐步扩张窦道，待纤维窦道形成后采用纤维胆道镜进行取石，通常需要等待4周左右才进行手术取石，所以，患者需要接受多次麻醉，而且总的住院治疗时间较长，影响了PTCL的发展。

近年来，随着各种新的、细小的取石器械的出现，特别是硬质胆道镜的使用、手术操作方法的改进和技术水平的提高，使得该项技术得到了巨大的发展。目前，PTCL成为治疗胆管结石安全、有效的方法。在临床工作中，笔者把PTCL作为治疗肝胆管结石的首选方法，取得很好的治疗效果。

PTCL取石特点：与开腹或者腹腔镜经肝门部入路（中入路）行胆总管切开取石截然不同，行PTCL时，由于是经肝脏入路，即胆管系统上方入路（笔者称之为上入路），顺流而下，取石时有其自身的特点。如果结石多或分布广、取石困难，一次不能取尽结石，那么第一次要尽量多地取出肝内胆管结石，而不要急于取出胆总管结石。每当我们取尽一支胆管的结石后，该支胆管所属肝段、肝叶、半肝的肝细胞分泌的胆汁能够通畅地引流，其所属部位肝细胞功能就能迅速地恢复，例如取尽右后叶各支胆管，包括三级、四级胆管，整个右后叶肝脏的肝细胞分泌的胆汁马上能够得到正常引流，右后叶肝脏的肝细胞功能因此能够很快恢复。反之，如果取出了胆总管、左右肝管结石，而没有取出肝叶、肝段的胆管结石，其胆汁仍然得不到正常引流，肝脏功能恢复仍然困难。通常情况下，需要取尽三级、四级胆管结石，才能使肝叶、肝段的胆汁得到正常引流，相应部位肝细胞功能得到恢复。

PTCL手术的优点：由于PTCL取石具有创伤小、取石效率高、康复快、并发症少且轻等优点，对于年老体弱、多次手术、肝功能较差、不能耐受腹腔镜或开腹手术、手术困难等的肝胆管结石患者均适合行PTCL。

PTCL方法简便、实用，便于推广，适用于县、市级医院到大学附属医院等医疗单位开展。第一，利用超声探查、定位，确定要穿刺的靶向胆管。第二，超声引导下穿刺、扩张、造瘘，建立取石通道。第三，硬质胆道镜通过该通道进行取石、碎石及处理肝胆管狭窄、吻合口狭窄等。PTCL有效地避免了因为肝内胆管结石取不干净而行肝切除、胆肠吻合术等及其带来的并发症，有效地减少了其对患者健康的不良影响。

（黄　刚）

参考文献

[1] 张学文，杨永生，张丹．肝内胆管结石分型及治疗方法选择［J］．中国实用外科杂志，2009，29（9）：790-792.

[2] 董家鸿，郑树国，陈平，等．2011 中国肝胆管结石病诊断治疗指南［M］．北京：人民卫生出版社，2011：11-12.

[3] Ozcan N, Kahriman G, Mavili E.Percutaneous transhepatic removal of bile duct stones：results of 261 patients［J］.Cardiovasc Intervent Radiol, 2012, 35（4）：890-897.

[4] Lee JH, Kim HW, Kang DH, et al. Usefulness of percutaneous transhepatic cholangioscopic lithotomy for removal of difficult common bile duct stones［J］.Clin Endosc, 2013, 46（1）：65-70.

[5] Demirel BT, Kekilli M, Onal IK, et al. ERCP experience in patients with choledo-choduodenostomy: diagnostic findings and therapeutic management［J］.Surg Endose, 2011, 25（4）：1043-1047.

[6] 董家鸿，黄志强，蔡景修，等．规则性肝段切除术治疗肝内胆管结石病［J］．中华普通外科杂志，2002，17（7）：418-420.

[7] 刘衍民，曾可伟，王纯忠，等．改良的经皮经肝胆道镜术治疗肝内胆管结石（附 15 例报告）［J］．外科理论与实践，2004，9（6）：485-486.

[8] 黄志强，黄晓强，宋青．黄志强胆道外科手术学［M］．第 2 版．北京：人民军医出版社，2010：129-130.

[9] 黎介寿，吴孟超，黄志强．手术学全集·普通外科卷：肝胆管结石手术［M］．北京：人民军医出版社，1996：768-769.

[10] Nimura Y. Percutaneous transhepatic cholangioscopy (PTCS)［J］. Stomach Intestine, 1981, 16: 681-689.

[11] 张宝善，山川达郎，王芳瑞．经皮经肝胆道镜的临床应用［J］．中华外科杂志，1985，23（5）：353-355.

[12] De Meester X, Vanbeckevoort D, Aerts R, et al. Biliopleural fistula as a late complication of percutaneous transhepatic cholangioscopy［J］. Endoscopy, 2005, 37（2）：183.

[13] 张宝善，梁晋雨．纤维胆道镜的临床应用［J］．实用外科杂志，1982，2（1）：19-21.

[14] Jeng KS, Chiang HJ, Shih SC.Limitations of percutaneous trashepatic cholangioscppy in the removal of complicated biliary calculi［J］. World Journal of Surgery, 1989, 13（5）：603-610.

[15] Nimura Y, Shionoya S, Hayakawa N, et al.Value of percutaneous transhepatic cholangioscopy (PTCS)［J］. Surg Endosc, 1988, 2（4）：213-219.

[16] Oh HC, Lee SK, Lee TY, et al. Analysis of percutaneous transhepatic cholangioscopy-related complications and the risk factors for those complications［J］. Endoscopy, 2007, 39（8）：731-736.

第二章

胆道系统解剖及胆管结石三维成像

第一节 胆道系统的应用解剖

一、胆道外科应用解剖概要

（一）形态结构

胆道系统分为肝内胆道和肝外胆道两大部分。肝内胆道分布于肝脏组织内，肝脏分泌的胆汁沿着毛细胆管、肝小叶赫令管（赫令管是相邻肝细胞之间，局部质膜凹陷成槽并相互对接、封闭而形成的微细小管，并以盲端起于中央静脉的附近，呈放射状走向肝小叶的周边，行至小叶边缘汇成数条短小的闰管，离开小叶边缘后汇合成小叶间胆管。）、小叶间胆管、肝段胆管、肝叶胆管逐步汇集，最终通过左右肝管汇成肝总管在肝门部流出肝脏，整体形态类似树冠。肝外胆管的肝总管与胆囊管汇合为胆总管，胆总管远端再次与胰管合流，通过乳头开口于十二指肠。

1.肝管　位于肝脏横裂深部内，分为左右肝管。左肝管由来自肝内左外叶和左内叶的胆管汇集而成，尾状叶的左段胆管也加入左肝管内；右肝管由肝内右前叶胆管、右后叶胆管和尾状叶胆管右段以及尾状突的胆管汇集而成。左右肝管出肝后，在肝门附近汇合而成肝总管，其汇合点约80%位于肝门平面以下，偶有高位汇合者。肝总管离开肝门时越过门静脉前方，肝固有动脉靠其左缘，在肝胃韧带内下行（图2-1）。右肝管深入肝的右横沟后上方，短而粗，与肝总管之间夹角较大，一般为150°左右，有利于胆汁引流，也便于术中探查。左肝管横行于左侧肝门横沟中，位置较浅，细而长（2.5～4 cm），与肝总管之间的夹角较小，近于90°，故当左肝管有结石时，不易自行排出，是临床上左侧肝内胆管结石较右肝内胆管结石多发的原因之一。根据左右肝管汇合点高低，可将左右肝管汇合分为以下三种情况：①低位汇合型：左右肝管较长，二者之间成锐角，汇合呈"Y"形；②高位汇合型：左右肝管较短，二者与肝总管均成直角相交，汇合呈"T"形；③中间汇合型：介于前二种之间（图 2-2 至图 2-4）。

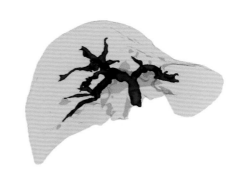

图 2-4　中间汇合型胆管

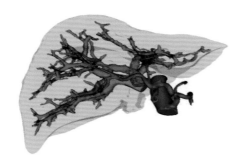

图 2-1　第一肝门胆管与门静脉和肝动脉解剖

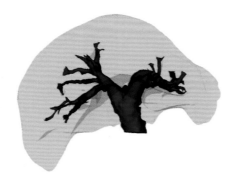

图 2-2　低位汇合型，胆管呈"Y"形

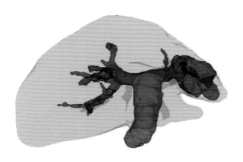

图 2-3　高位汇合型，胆管呈"T"形

2. 胆囊　胆囊分为底、体、颈、管四部分，为壁薄肌性囊状器官，呈梨形，位于肝右叶下面、右纵沟前部的胆囊窝内，借疏松结缔组织附着于肝脏，故可与肝脏随呼吸上下移动，胆囊除与肝脏附着处外，其余部分覆盖腹膜。正常情况下，通过疏松组织容易将胆囊自肝脏剥下，但在炎症时粘连较紧，常不易分开。在疏松结缔组织中常有小血管通过，有时小的副肝管自肝脏通向胆囊，胆囊切除时应妥善处理，否则可造成出血或术后形成胆汁漏。

（1）胆囊底：为钝圆形，盲端越过肝下缘突向前下方，在第 9 肋软骨前端与右腹直肌外缘相交处，并与腹前壁相接触即墨菲（Murphy）点。底部结构只有薄层平滑肌，弹性较小，是胆囊穿孔好发部位，又因与肝相贴随呼吸上下移动，穿孔后不易形成粘连，常需要早期手术。

（2）胆囊体：为胆囊底向左后上方逐渐缩窄的部分，约至肝右端续为胆囊颈，胆囊底体之间无明显界限。体的上面（肝面）借结缔组织连于肝的胆囊窝内，体的下面（游离面）由前向后依次与横结肠的右端、十二指肠上部及降部的上端相毗邻，胆囊炎症时可与毗邻脏器粘连，甚至穿孔后使巨大结石从肠腔排出或引起胆石性肠梗阻。

（3）胆囊颈：由胆囊体逐渐变细，弯曲而成，于肝门右端作"S"状扭转，即初向前上方弯曲，继向后下方续为胆囊管。在颈的右壁上有一向后下方膨出小囊，称哈特曼囊（Hartmanns puch），又称胆囊漏斗部（infundibulum）。哈特曼囊是辨认和暴露胆囊管的一个外科重要标志。该囊朝向十二指肠第一部之间，于小网膜右侧缘，有胆囊十二指肠韧带相连，此韧带也是重要解剖标志，因为沿胆囊十二指肠韧带向上即为哈特曼囊，与囊平行的上方或内侧即可找到胆囊管。胆囊结石多嵌顿于胆囊颈。胆囊颈与胆囊管相延续处有一狭窄，该处结缔组织将胆囊颈附着于肝脏。胆囊动脉常通过该结缔组织而分布于胆囊。

（4）胆囊管：由胆囊颈向左后下方延续而成，长 2.5 ~ 4 cm，直径 2 ~ 3 mm，胆囊管与颈之间常形成一个向下开放的锐角。胆囊管近胆囊颈的一段内面有螺旋状黏膜皱襞，称为海斯特瓣（Heisters valve）。海斯特瓣可使胆囊管不致过度膨大或缩小，有利于调节胆汁的进出。当胆道炎症而使螺旋状黏膜皱襞水肿或因结石嵌顿时，可使胆囊管梗阻，导致胆囊积液。

（5）胆囊三角：胆囊管、肝总管和肝脏脏面三者构成的三角形区域称为胆囊三角（Calot's triangle），或称为胆囊动脉三角（hepatobiliary triangle）。约90% 的胆囊动脉、82% 的肝右动脉以及91% 的副肝管可在此三角内发现。

3. 肝总管　由左、右肝管汇合而成，肝总管长 3 ~ 4 cm，直径 0.4 ~ 0.6 cm。肝总管在肝十二指肠韧带中的右缘走行，在肝动脉的右方和门静脉的前方。左右肝管汇合点是对肝方叶尖，或在其右侧0.5 ~ 1 cm 处，而 Glisson 鞘把左右肝管和肝总管包裹，并与肝脏方叶紧密连接，即使在外伤或炎症之后也不会改变肝管与肝方叶之间关系，所以肝方叶尖可作为寻找左右肝管汇合点的标志。左右肝管汇合点的位置略有高低，但总的看来左右肝管汇合点最高，位置深藏不易暴露，门静脉分叉点次之，肝动脉分叉部位最低。

4. 胆总管　由胆囊管和肝总管在小网膜游离缘内汇合而成，其长度可因胆囊管和肝总管汇合点的不同而有差异。一般长 7 ~ 9 cm，直径 6 ~ 8 mm，通常不超过 1 cm。由于胆总管壁内具有大量弹性纤维组织，故结石嵌顿或蛔虫阻塞时，仅在胆结石压迫引起管壁坏死时才发生穿孔。胆总管按其行程和毗邻关系可分为四段。

（1）十二指肠上段：位于肝十二指肠韧带内，自胆总管开始至十二指肠上缘为止，全长 2.5 ~ 3.5 cm。沿小网膜右缘下行至肝动脉右侧，门静脉的前方。临床上常在此段胆总管做切开探查引流术、胆总管十二指肠吻合术等。

（2）十二指肠后段：位于十二指肠第一段后方，经下腔静脉的前方和门静脉右侧下行。胆总管在十二指肠后段上方 1 ~ 2 cm 不与肠管粘连。故可将十二指肠上缘下牵至十二指肠下缘。

（3）十二指肠下段或胰腺段：该段胆总管并不在十二指肠与胰腺之间，而常在胰腺后面上外侧部所形成的"胆总管"沟或槽内经过，该段胆总管埋在胰腺内，因此要暴露它甚为困难。该段胆总管毗邻关系复杂，其右侧后方为下腔静脉，门静脉由其左侧从下斜向上而至，胃十二指肠动脉在其左方，由胰十二指肠上、下动脉形成的动脉弓上发出至胰头与十二指肠的直血管，也把末端胆总管包围于其中。因而，在暴露此段胆总管时即可发生较多出血。由于胆总管包在胰腺后面沟内，故胰头部肿瘤或慢性炎症时，常因压迫而出现阻塞性黄疸。绝大多数人的胆总管下段在未进入十二指肠之前与十二指肠降部的内侧壁紧相靠近，并平行一段距离（0.8 ~ 2.2 cm），两者之间只有结缔组织相连而无胰腺组织分隔。此种解剖关系为胆总管括约肌切开成形术提供了有利条件，可将括约肌切开的长度达到 1.5 cm，并可避免切透十二指肠壁而发生肠瘘。

（4）十二指肠壁内段：胆总管在十二指肠降部中 1/3 的后内侧壁中，斜向穿行 15 ~ 20 mm，胆总管初在胰腺上缘向下、后、内方走行，胰腺段则转向右、下、后方，在斜穿肠壁前与胰管相遇，两管并行穿过肠壁，在十二指肠壁内汇合者约占 80%，共同开口于十二指肠乳头顶部，另 20% 则分别独自开口于十二指肠大、小乳头顶端。胆总管末端与胰管末端汇合后，呈梭形扩大形成 Vater 壶腹。胆总管开口处有括约肌环绕，该处括约肌由三部分组成：①胆总管括约肌，为一环形肌绕于胆总管末端，是最强的肌肉纤维；②壶腹括约肌，由十二指肠纵行纤维的延续部分和环行肌纤维组成；③胰管括约肌：位于胰管末端常为不完全或缺如。三部括约肌统称 Oddi 括约肌（图 2-5）。

（二）肝外胆管血供

（1）肝总管血供：肝总管血供来源主要包括胰十二指肠上后动脉、肝右动脉、胆囊动脉。其中胰十二指肠上后动脉在跨越胆总管前面时，向上发出长短纵行支分布于胆总管十二指肠后段、上段及肝总管。肝右动脉在越过肝总管后面时，向下发出长短纵行支分布于肝总管、胆总管十二指肠上段、后段。胆囊动脉在起始处常发出较长的分支分布于肝总管、胆总管十二指肠上、后段。Ⅰ型门静脉后动脉紧贴胆总管十二指肠后段、上段和肝总管后面上行，沿途发支

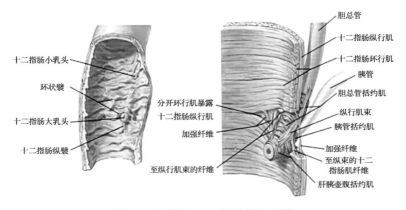

图 2-5 胆管及 Oddi 括约肌示意图

分布。

（2）胆总管动脉：胆总管血供丰富，特别在十二指肠后段胆总管尤为丰富。胆总管的血供主要来自十二指肠后动脉和胰十二指肠上、下后动脉，这些血管在胆总管内相互吻合构成三个动脉丛：即在外膜内的胆总管外丛，在胆总管纤维结缔组织内与固有板之间的第一壁内丛和位于固有板与黏膜之间的上下皮丛（或第二壁内丛）。尽管胆总管血供良好，但对十二指肠上段胆总管手术时不应广泛游离，若剥离超过 2 cm 或胆总管外伤超过 2 cm，则可造成胆总管外膜血供不足或缺血，而形成缺血性胆总管狭窄。

胆总管的血供分为三种类型：①常见型：胆总管下部由胰十二指肠后动脉供应，胆囊动脉供应胆总管上部和肝总管，直接起于肝动脉者很细小；②胰十二指肠后动脉与胆道不发生关系，胆总管大部分由肝动脉直接分支供应；③胆囊动脉供应胆总管上端，而下端由胃十二指肠动脉与十二指肠上动脉分支供养。围绕胆总管的动脉丛，有时被胰十二指肠后上动脉与胆囊动脉直接吻合而成，或由胰十二指肠动脉发出单一动脉沿胆总管上行分支供养胆囊管和肝外胆管。

（三）胰胆管汇合方式

胆胰管汇合方式也称胆胰管合流方式，根据胆胰管在十二指肠壁内段汇合的方式分为胆胰管没有合流、胆胰管合流正常与胆胰管合流异常（PBM）3 种（图 2-6）。

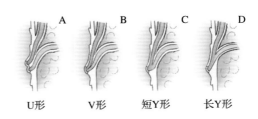

图 2-6 胰胆管汇合方式

胆胰管没有合流是指胆总管与主胰管完全分开，分别开口于十二指肠大、小乳头（U 形），其中胆总管开口于大乳头，主胰管开口于小乳头。正常胆胰管合流分为 V 形和 Y 形：V 形即胆总管与主胰管平行无共同通道，共同开口于十二指肠乳头。Y 形指两者有共同通道，根据通道长度，又可分为长 Y 形和短 Y 形。

日本胆胰管合流异常研究会将 PBM 合流方式分成 I 型胆管型（C-P 型）、II 型胰管型（P-C 型）和 III 型复杂型（图 2-7）：I 型指胆总管先汇流入主胰管，然后主胰管单独开口于十二指肠；II 型指主胰管先汇流入胆总管，然后胆总管单独开口于十二指肠；III 型指胆总管先汇流入主胰管，而后胆总管与主胰管分别开口于十二指肠。术前磁共振胰胆管成像检查或术中胆道镜检查，可以发现合流异常。对于胆道扩张症患者，对于 C-P 型者，手术应尽力完整切除至病变胆管末端。对于 P-C 型者，手术要保留胰管汇入点远端胆管，保护胰液排出通道。

I 型胆管型（C-P型）　　II 型胰管型（P-C）　　III 型复杂型

图 2-7　胆胰汇合畸形

（四）肝板系统

第一肝门处的胆管和血管周围的 Glisson 鞘的结缔组织相互融合增厚形成肝板系统，包括左右肝管汇合处上方的肝门板或门板（hilar plate）、胆囊板、位于门静脉左支脐部上方的脐板和覆盖静脉韧带的 Arantius 板。其中，肝门板呈冠状位居于核心位置，为覆盖在左右肝管汇合部上方增厚的纤维结缔组织，下方与肝十二指肠韧带延续。肝门板上界毗邻左内叶 S4；在右上方移行为胆囊板，右侧以纤维囊包裹门静脉右支蒂并延续于肝内的 Glisson 鞘。其中门静脉右前叶支位于胆囊板的外上方头侧深面。在右下方，右门静脉后叶支进入 Rouviere 沟内。肝门板的左侧移行为脐静脉板（腹侧），分别包绕 S2、S3 和 S4 门静脉分支，在左上方延续于 Arantius 板（静脉韧带背侧）。肝门板是一个立体的结构，结缔组织结构是脉管与肝实质的分界面，在肝门板的上方无重要的胆管或血管分支穿过，可以在肝门板与肝方叶之间进行分离，这是肝门板降低技术的解剖学依据。在肝门板的下方，有门静脉发出的进入尾叶与肝门板的分支，在游离门静脉左右分叉时应注意解剖与结扎。肝门板是手术时由肝外进入肝内的重要解剖标志，切开肝门板后可以进行二级肝门结构的鞘外分离，肝门结构显露方法有筋膜内入路（intrafascial approach）、经肝外或肝内的筋膜外入路（extrahepatic or intrahepatic extrafascial approach）和筋膜外经肝裂入路（extrafascial and transfissural approach）。打开肝门板可以很好地显露入肝门的脉管结构，控制入肝的血流。

（五）胆道系统与第一肝门门静脉、肝动脉及下腔静脉解剖关系

（1）门静脉系统与胆道系统空间解剖关系：门静脉在胰颈后方，由脾静脉和肠系膜上静脉汇合而成，斜向右上，在胆道和肝动脉后方伴行，经肝门入肝。门静脉系统与胆道系统空间解剖复杂，两者间空间位置变化颇多（图2-8至图2-10）。

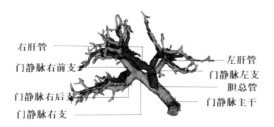

图 2-8　门静脉典型分支型

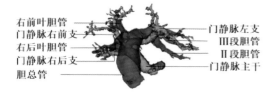

图 2-9　门静脉三支型

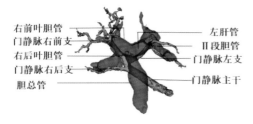

图 2-10　门静脉工字型

（2）肝动脉系统与胆道系统空间解剖关系：肝总动脉来自腹腔动脉，在胆道左侧，先后分出胃右动脉及胃十二指肠动脉后，便成为肝固有动脉。肝固有动脉在肝十二指肠韧带内上行分成肝左动脉和肝右动脉，进入肝脏。胆囊动脉一般于胆囊三角内起自肝右动脉，经胆囊颈左缘至胆囊，分为右肝动脉前绕型（图2-11）和右肝动脉后绕型（图2-12）。

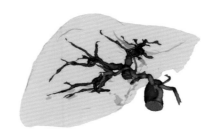

图 2-11　右肝动脉前绕型

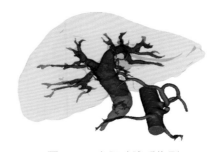

图 2-12　右肝动脉后绕型

（3）下腔静脉系统与胆道系统空间解剖关系：胆道左后方即为下腔静脉（图2-13）。

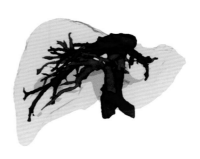

图 2-13　下腔静脉位于胆道左后方

二、胆道系统解剖变异

（一）胆囊变异

胆囊的各种变异可单一出现，亦可数种同时存在。胆囊可因发育异常而居于肝内，亦可因系膜过长而垂入盆腔。可以有数目的变异，如无胆囊、双胆囊、三胆囊等。亦可有体积的变异，如巨大胆囊、小胆囊等。

1.胆囊缺如　其绝大多数只见于尸检报告，多合并有心脏房室间隔缺如、多囊肾及升结肠缺如等畸形。

2.重复胆囊　其发生率据报道约为1/3800，且绝大多数为双胆囊、极少数为三胆囊。依据重复的方式主要可有两种类型：双腔或双叶胆囊但只有1条胆囊管汇入胆总管；2个或3个胆囊均有独立胆囊管汇入胆总管，或偶尔其中的某支胆囊管可汇入左肝管或右肝管。临床上少许所谓的"胆囊切除术后综合征"的患者可能缘于此类重复胆囊变异，行单个胆囊切除术后，病变胆囊残留。再手术切除不可避免。若术中发现重复胆囊变异者，非结石患者建议仅切除病变胆囊而保留正常者，而胆囊结石患者则建议一并切除，以避免残余胆囊再发结石导致再次手术治疗。

3.异位胆囊　即胆囊不在肝脏面，胆囊窝即为异位胆囊，如肝实质内胆囊、肝左叶侧胆囊、系膜胆囊或位于机体其他任何部位的胆囊。注意异位胆囊容易

被误诊误治。特别是肝内胆囊，易被误诊为肝内转移性病灶，而且手术中辨认困难、经验尚不丰富的外科医生在处理时，易导致大出血的发生。

（二）胆囊管变异

胆囊管可有过短或缺如、双胆囊管以及汇入肝外胆管部位及形式等多种变异。前者相对罕见，后者则临床上较为多见，术前行MRCP或ERCP检查有助于诊断。

1.胆囊管缺如　多数情况下，缺如或过短的胆囊管可能源于严重的纤维化或胆囊管汇入部结石长久的炎症刺激导致的胆囊萎缩。真正意义上的源自胚胎发育过程中肝囊尾部的近段部分分化不良所致胆囊管缺如、胆囊直接引流入胆总管的情况，非常罕见，但其造成胆道损伤的风险非常高，因为手术者在胆囊切除术中往往面对炎症并不严重的胆囊，警惕性不够，按照常规去解剖"胆囊三角"等三管结构时，向右上牵拉Hartman壶腹部时胆总管也随之牵拉变形，上提的胆总管有可能会被误认为胆囊管，被错误地结扎切断，造成胆道损伤。双条或多条胆囊管引流情况亦较罕见，并且术前以及术中均较难准确诊断。一旦遗漏，将造成术后胆汁漏。因此，手术中细心了解解剖结构、妥善结扎将避免该类并发症的发生。

2.胆囊管行程及汇入变异　此变异较多见。胆囊管与肝总管结合水平取决

于发育过程中肝侧及囊侧的分离时间。在过早分离时，两管道平行走行，直至靠近十二指肠乳头部才相互汇合。若胆囊管内结石，合并严重的炎症可以压迫胆总管，临床上亦称为 Mirrizz 综合征，行胆囊切除术风险高，胆道损伤或残余结石的机会非常高。在延迟分离时，胆囊管与肝总管高位汇合部位，靠近肝脏，甚至有报道称胆囊管直接汇入左右肝管汇合部，那么在行胆囊切除术时，左右肝管均易被损伤。黄志强院士的大样本人群统计资料显示：胆囊管绝大多数（96%）汇入胆总管，少数（4%）汇入右肝管或副肝管。胆囊管汇入胆总管的部位约为肝外胆管中 1/3 范围内（>65%），肝外胆管下 1/3 者次之（>25%），肝外胆管上 1/3 者较少（>8.7%）。胆囊管多以锐角汇入胆总管右壁（59.6%），而在发育过程中胆道系统随十二指肠的顺时针或逆时针过度旋转将导致最终形成的胆囊管行径是胆总管的前方或后方变异（39.4%）。

胆囊管本身的种种变异是增加胆囊切除术复杂性的重要解剖学因素，在合并病变的情况下此种变异可使情况更为复杂，可能在判断和识别上造成困难而致错误的处理。如与肝总管并行低位开口于胆总管下段的胆囊管，未解剖清晰即行钳夹切断会造成胆总管损伤；若胆囊管汇入走行位置低的右肝管，在分离胆囊与肝门部结缔组织时可误将右肝管

切断。在胆囊切除术中分离胆囊管时必须追溯至胆囊管汇入胆总管处，认清局部三管关系之后方可切断。

（三）胆管变异

胆道系统的解剖变异最为复杂。一般来说，左右肝管在肝门处于门静脉右支的上方汇合成肝总管，之后接纳胆囊管的汇入，形成胆总管。

1. 左右肝管变异

（1）右肝管变异：右肝管由肝内胆管的右前、右后支，2 支二级胆管汇合而成。右肝管的变异主要来自于汇合方式的变化及与门静脉相应的位置关系。Couinaud 将右侧肝管汇合方式分为 3 种类型：①典型汇合型，右前叶胆管和右后叶胆管汇合成右肝管，约占 57%；②三叉型（图 2-14），右前叶胆管、右后叶胆管和左肝管共同汇合成肝总管，约占 12%；③右前叶胆管或右后叶胆管单独汇入肝总管，分别占约 16% 和 4%；④右前叶胆管或右后叶胆管汇入左肝管，分别占约 5% 和 1%；⑤其他罕见类型，占约 3%。右后叶胆管走行于门静脉右支的头侧为常见类型，占 82% ~ 84%；右后叶胆管走行于门静脉右支的足侧及联

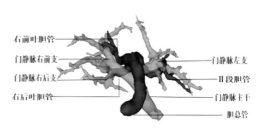

图 2-14　右肝管三叉型变异

合型为变异类型，分别占 8% ~ 17% 及 5% ~ 9%。

（2）左肝管变异：左肝管并没有明确的二级分支，一般来说，S2、S3 的胆管汇合成左肝管后，沿途接纳 S4 胆管的汇入。Onishi 等将左肝管平均分为两部分，以 S4 胆管与左肝管的汇合位置分为 3 型（详见本章第二节）。另外，有研究发现 S4 胆管的分支可汇入肝总管或右肝管。S4 胆管与左肝管的汇入点与门静脉矢状部也存在 3 种关系：① S4 胆管汇入左肝管，汇合点位于门静脉矢状部右侧或后方，约占 87.8%；② S4 胆管或其分支汇入 S3 胆管，汇合点位于门静脉矢状部右侧，约占 5.2%；③ S4 胆管或其分支汇入左肝管，汇合点位于门静脉矢状部左侧，约占 7%。另外，左肝管或 S3 胆管走行于门静脉矢状部足侧属于变异类型，约占 1%。

准确评估胆道的变异，对于肝脏手术具有重要意义。在行左半肝切除时，可能会伤及汇入左肝管的右前或右后肝管。在行肝门部胆管癌治愈性手术时，如拟切除左半肝，门静脉头侧（前上方）走行的右后叶胆管，可从肝门部分离出来的距离较短，且存在门静脉的阻挡，因此不容易获得阴性切缘，且胆道重建难度较高，并发症风险高，门静脉足侧走行的右后叶胆管则情况相反。对于右侧肝切除来说，S4 胆管汇入左肝管近肝门侧时，更容易受病变累及，为保证

根治性，常需切除 S4a，此时 S4b 胆管需要重建；而 S4 胆管汇入左肝管外周侧时，病变累及的可能性较小，有可能保留完整的 S4。但如果行 S4a 切除，S4b 胆管的汇入 S3 胆管，则无须重建 S4b 胆管，但需要注意避免将 S4b 胆管开口缝合，造成狭窄。当 S4 胆管的汇入点在门静脉矢状部左侧时，行左外叶切除可能伤及 S4 胆管及其分支。

对于供肝切除手术，对右侧肝管的变异而言，若右前及右后肝管未形成共干，以右肝为移植物时，在断面上可出现 2 个胆道开口，整形存在一定的困难且增加了并发症的发生风险；如右后肝管为北绕型，右后叶不宜作为移植物；当右侧肝管汇入左肝管时，以左肝为移植物时，供体可能需要进行胆道重建，增加了胆道并发症的风险。对于左侧胆管的变异而言，以左半肝或左外叶为移植物时，S4 胆管的开口位置也需要仔细辨别，避免将汇入 S3 胆管的 S4 胆管及其分支缝扎，致使相应肝段胆汁引流障碍；在 S3 胆管为在门静脉矢状部足侧走行的南绕型时，以左外叶为移植物时断面上会出现两个胆管开口。

2. 副肝管　肝外副肝管是指除左右肝管外，其他从某肝叶实质独立发出的，并在肝十二指肠韧带内与肝外胆管的不同部位汇合的肝管。副肝管多为一条，双副肝管少见，若有双副肝管，几乎都是左右副肝管各一条。右侧副肝管

远比左侧副肝管为多，两者比例约为15：1。据 Moosman 报道，有 91% 的右副肝管行于 Calot 三角内。

副肝管的行径和注入部位多变，认识副肝管具有重要的临床意义。右副肝管与胆囊管紧密伴行，或在胆囊管深方与其交叉，在胆囊切除分离胆囊和胆囊管时应引起注意，否则有损伤副肝管的危险。此外，副肝管与肝总管或右肝管之间，常有至肝脏或胆囊的动脉存在。在分离结扎胆囊动脉时，副肝管有被误扎或切断的危险。如不慎结扎副肝管，可引起相关肝叶或肝段的胆汁排泄障碍；如副肝管损伤又未予以结扎和缝合，术后可能发生胆汁漏，并诱发胆汁性腹膜炎。

（四）门静脉系统变异

门静脉在肝门区位置较为恒定，变异类型也相对简单。门静脉常见类型：①典型分支型，即于肝门区门静脉主干分为门静脉左支和门静脉右支，门静脉右支又分为右前支和右后支；②三支型，即门静脉左支、门静脉右前支和门静脉右后支同时由门静脉主干分出；③工字型，即门静脉右后支首先于门静脉主干分出，门静脉右前支可由门静脉左支发出。文献报道这 3 种类型的发生率分别为 65% ～ 80%、9% ～ 11%、10% ～ 20%。另外，还有其他少见类型的变异，例如门静脉左支缺如、门静脉右后支主干缺如、由门静脉主干直接分

出某个肝段的门静脉支等。

肝切除手术中对于拟定切除区域入肝门静脉的控制，可以显示出肝脏缺血线以标记拟定切除区域，可实现完整切除其荷瘤区域的解剖性切除。对于典型分支型门静脉而言，术中可沿门静脉主干向肝内游离出门静脉左支和门静脉右支，继续沿门静脉右支可游离出门静脉右前支及门静脉右后支，对 3 个分支的处理较为简单。而三支型门静脉，因其同时分出 3 个分支，辨别更为容易。但工字型门静脉则可能给手术带来困惑。在进行右半肝切除时，如果将门静脉右后支错误地认为门静脉右支而结扎，在离断肝脏实质时增加了出血的风险；在进行左半肝切除时，如果没有认识到此类型变异，错误地在门静脉右前支水平以下结扎、切断门静脉，则会被迫施行左三肝切除。另外，工字型门静脉中，门静脉右前支的供血区域往往超过了肝中静脉而达到其左侧，因此可能会使手术范围扩大。而对于少见类型的门静脉变异，肝切除会更加困难。

对于活体肝移植供肝切取手术而言，无论以右半肝或左半肝作为移植物，典型分支型门静脉最为适合作为供体。如果供体门静脉为三支型或工字型，选用右半肝作为移植物时，为保证供体门静脉的完整性，移植物会出现 2 个门静脉开口，需提前整形或应用其他血管移植物重建门静脉主干，增加了受体血管并

发症风险。而且供体门静脉为工字型时，左半肝可能会出现不同程度的缺血坏死。因此，有学者将三支型和工字型门静脉作为肝移植供体的排除指征。而少见类型的门静脉变异基本无法作为活体肝移植供体。

（五）肝动脉及其分支变异

肝动脉变异较为常见，约发生在半数人群。通常情况下，肝固有动脉走行于肝十二指肠韧带左缘。分支形成肝左、肝右动脉后，肝左动脉继续沿左缘上行，肝右动脉横跨门静脉前方，从胆管后方通过至肝门的右侧，但也有约 10% 的肝右动脉走行于胆管前方。

术中不慎损伤变异肝动脉，会影响肝脏和胆道的血流灌注，可导致术后肝功能不全甚至衰竭、肝脓肿、胆瘘等并发症率的增加。Michels 分型是目前国际上常用的肝动脉变异分型。Michels 分型将变异肝动脉分为替代肝动脉和副肝动脉两大类共十种类型。

（1）Ⅰ型：正常型，即肝总动脉（CHA）起源于腹腔动脉干（CA），发出肝固有动脉（PHA）及胃十二指肠动脉（GDA），前者继续分出胃右动脉（RGA）及肝左右动脉（L/RHA）。

（2）Ⅱ、Ⅲ、Ⅳ型：替代肝动脉，即替代了正常同名肝动脉供血的变异肝动脉。其中，Ⅱ型：胃左动脉发出替代肝左动脉；Ⅲ型：肠系膜上动脉发出替代肝右动脉；Ⅳ型：胃左动脉发出替代

肝左动脉，同时肠系膜上动脉发出替代肝右动脉。

（3）Ⅴ、Ⅵ、Ⅶ型：副肝动脉，即正常肝动脉仍然存在，只参与正常同名肝动脉分布区域内一部分血供的变异肝动脉。其中，Ⅴ型：胃左动脉发出副肝左动脉；Ⅵ型：肠系膜上动脉发出副肝右动脉；Ⅶ型：胃左动脉发出副肝左动脉同时肠系膜上动脉发出副肝右动脉。

（4）Ⅷ型：替代肝动脉和副肝动脉两种变异同时存在。Ⅷa型：肠系膜上动脉发出替代肝右动脉且胃左动脉发出副肝左动脉。Ⅷb型：胃左动脉发出替代肝左动脉且肠系膜上动脉发出副肝右动脉。

（5）Ⅸ、Ⅹ型：肝总动脉起源异常。Ⅸ型：肠系膜上动脉发出肝总动脉。Ⅹ型：胃左动脉发出肝总动脉。

然而，Michels 分型仍不够全面，没有包含起源于胃十二指肠动脉、腹主动脉、右肾动脉等变异及肝总动脉分叉变异等情况。

1. 肝右动脉变异　在右侧，肝右动脉分支形成肝动脉右前、右后支，供血区域分别为肝脏右前叶及右后叶。肝动脉右后支走行于门静脉右前支足侧（即"南绕型"），发生率在 10% ~ 20%，且与肝动脉右后支起源无关。另外有文献报道，肝动脉右后支主干既可走行于门静脉右前支头侧、门静脉右前支及右后支中间或门静脉右后支足侧，也可提前

发出 A6 和 A7 分别走行于上述 3 个空间。

2. 肝左动脉变异　对于左半肝而言，60% ~ 70% 的病例可见肝中动脉及肝左动脉分别走行于门静脉矢状部的右侧及左侧，供应肝脏左内叶及左外叶。肝中动脉可起源于肝右动脉、肝左动脉或其他，其比例分别为 45%、45%、10%。此外，肝左动脉可供应一部分左内叶，肝中动脉亦可供应一部分左外叶，其比例分别为 11% ~ 13% 和 5% ~ 10%。除此之外，左半肝也可以在肝外仅存在一支肝左动脉，绝大部分走行于门静脉矢状部的左侧，其中约 50% 于门静脉矢状部近端分出肝中动脉，在背侧横跨门静脉矢状部，之后沿其右侧走行。另外，约 5% 的肝左动脉走行于门静脉矢状部的右侧。

3. 胆囊动脉变异　胆囊动脉一般为 1 ~ 3 支（单支者占 60% ~ 80%），主要起源于肝右动脉（比例 >65%），约 95% 走行于胆囊三角内。胆囊动脉变异较多：①数量变异；②行径变异；③起源变异。胆囊动脉在行径上大多数经肝总管和胆囊管后方至胆囊。胆囊动脉在起源上，除 70% 的胆囊动脉起于肝固有动脉外，其余可起于肝动脉左支、肝总动脉、胃十二指肠动脉、肠系膜上动脉、副肝右动脉、胃网膜动脉和胰后动脉等。Andal 等根据胆囊动脉起源和走行将其分为 7 种类型。这些异常的胆囊动脉在胆囊切除术及胆总管切开引流术时应予充分重视。

三、毗邻关系

肝内胆管逐级汇合增粗，其在肝内的走行分布与门静脉、肝动脉基本一致，三者被包绕在结缔组织 Glisson 鞘内。左右肝管在肝门处汇合成肝总管，汇合点一般高于肝动脉及门静脉分叉点。胆管出肝门后走行于肝十二指肠韧带内，韧带前面、左右侧分别是肝动脉和胆管，后面为门静脉。

掌握外科应用解剖学是手术的基础和安全保障。随着对胆道系统应用解剖认识的深入和数字医学在胆道外科的应用，胆道外科手术技术将会越来越精细、准确，安全可靠，胆道应用解剖学也必将在临床手术技术和数字医学的促进和推动下，获得更大地发展。

第二节　肝内外胆道结构及变异的三维成像特点

胆道系统三维可视化是指用于显示、描述和解释胆道三维解剖和形态特征的一种工具。其借助 CT 和（或）MRI 图像数据，利用计算机图像处理技术对数据进行分析、融合、计算、分割、渲染等，将胆道和血管等目标的形态、空间分布等进行描述和解释，并可直观、准确、快捷地将目标从视觉上分离出来，为术前准确诊断、手术方案个体化规划和手术入路选择提供决策。

1. 右肝管

（1）北绕型右后叶胆管：肝右后叶胆管从门静脉右支头侧（前上方）绕过，走行于门静脉深面。

（2）南绕型右后叶胆管：肝右后叶胆管从门静脉右支足侧（前下方）经过，走行于门静脉前方（图 2-15）。其三维成像如图 2-16、图 2-17 所示。

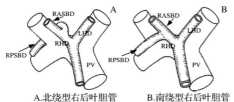

A.北绕型右后叶胆管　　B.南绕型右后叶胆管

RASBD：右前叶胆管；RPSBD：右后叶胆管；RHD：右肝管；LHD：左肝管；PV：门静脉

图 2-15　北绕型、南绕型胆管示意图

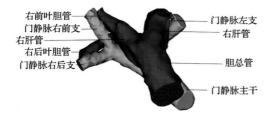

图 2-16　北绕型右后胆管

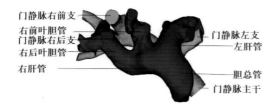

图 2-17　南绕型右后胆管

2. 左肝管　左肝管分型如下

（图 2-18）。

（1）I 型：S4 胆管于左肝管主干近肝门处汇入，占 27.0% ～ 35.5%，又可分为 4 个亚型：① I-1：S4a 胆管及 S4b 胆管共干汇入左右肝管汇合部；② I-2：S4a 胆管及 S4b 胆管共干汇入左肝管；③ I-3：S4a 胆管及 S4b 胆管无共干，于同一点汇入左肝管；④ I-4：S4a 胆管及 S4b 胆管分别汇入左肝管。

（2）II 型：S4 胆管汇入左肝管外周侧，占 54.6% ～ 73%，又可分为 5 个亚型：① II-1：S4a 胆管及 S4b 胆管共干汇入左肝管；② II-2：S4a 胆管及 S4b 胆管无共干，分别汇入左肝管；③ II-3：S4a 胆管汇入左肝管，S4b 胆管汇入 S3 胆管；④ II-4：S4a 胆管及 S4b 胆管共干汇入 S3 胆管；⑤ II-5：S4a 胆管及 S4b 胆管分别汇入 S3 胆管。

（3）III 型：左肝管近肝门侧及外周侧都有 S4 亚段胆管汇入。另有研究示 S4 胆管可汇入肝总管或右肝管。

3. 副肝管　副肝管分型标准如下（图 2-19）。

（1）I 型：副肝管注入部位位于胆总管上段（近肝门处）（包括副肝管注入右肝管和与左右肝管共同汇合成肝总管）。

（2）II 型：副肝管注入胆囊颈或胆囊管：副肝管、胆囊胆管汇合注入肝总管；副肝管、胆囊管与肝总管三者共同组成胆总管。

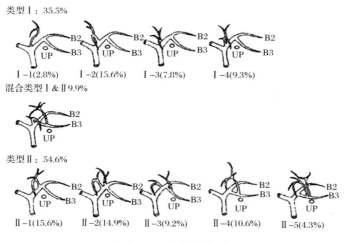

图 2-18 左肝管分型

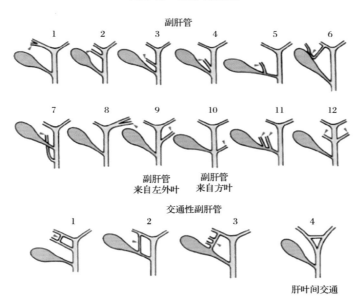

图 2-19 副肝管分型

（3）Ⅲ型：胆总管下段型，副肝管穿越 Calot 三角（一般位于胆囊管深面）注入胆总管下段。

（4）Ⅳ型：副肝管从胆囊床进入胆囊体部。

4. 肝门部胆管汇合方式 肝门部胆管汇合方式分如下，（图 2-20）。

（1）A 型——典型汇合型：右前叶胆管和右后叶胆管汇合成右肝管。

（2）B 型——三叉型：右前叶胆管、右后叶胆管和左肝管共同汇合成肝总管。

（3）C 型：右前叶胆管或右后叶胆管单独汇入肝总管。

（4）D 型：右前叶胆管或右后叶胆

管汇入左肝管。

（5）E型：无左肝管，右前叶胆管或右后叶胆管汇入 S3、S4 胆管共干。

（6）F型：右后叶胆管汇入胆囊管或胆囊管与肝总管汇合处。

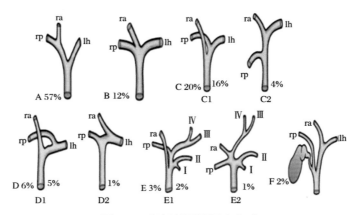

图 2-20　肝门部胆管汇合方式

胆道成像目前最主要依靠 B 超、CT、MRI、ERCP、PTC 等。然而除 MRCP 外上述检查均属于二维图像，需要阅片者的综合思维加工，形成抽象的三维空间结构。而这种阅片方式与阅片者个人临床经验有很大的关系，具有一定的模糊性及不稳定性，有时甚至与真实情况存在较大的差距。MRCP 尽管实现了对胆道系统的三维可视化，但无法对胆管以外的组织实现三维可视化，对胆管与周围脏器的空间位置关系的认识实质上仍然停留在二维模糊阶段，因而对合理选择手术方式、避免术中胆管损伤的作用有限。随着三维可视化技术在医疗领域的不断深入与拓展，推动了医学的进一步发展，改变着医学的面貌。对于胆道扩张不明显者，目前不论是 MRCP 还是三维可视化重建技术均无法获得可以客观、真实反映并满足临床要求的胆道系统。如何做到真实、客观、形象化展示胆道系统仍将是未来胆道成像研究的焦点。

第三节　胆管结石三维成像特点及其对 PTCL 的引导作用

胆管结石主要是肝胆管结石（hepatolithiasis，HL）在我国发病率较高，

因病变复杂，复发率高，且常引起严重的并发症，已经成为我国良性胆道疾病

死亡的主要原因。随着现代影像学技术的进步及诊治水平的提高，综合利用现有的影像学诊查手段详尽了解胆管在肝内的分布，胆管系统及肝脏的病变特点及程度等情况，选择合理的手术方式直接关系到患者的预后。根据肝胆管结石的三维成像图，术者可以较全面地分析结石的位置、胆管间的关系、胆管与血管间的关系、取石的路径等，根据每一次取石的目的精准确定穿刺的胆管靶点，特别是对于变异胆管间的关系，对PTCL术中取石具有重要的引导作用。

一、肝胆管结石

中华医学会外科学分会胆道外科学组于2007年发布《肝胆管结石病诊断治疗指南》，根据肝内结石的分布、相应肝胆管和肝脏的病变程度以及合并肝外

胆管结石的情况，将肝胆管结石分为Ⅰ型、Ⅱ型及附加型。

（1）Ⅰ型：区域型，结石沿肝内胆管树局限性分布于一个或几个肝段内，常合并病变区段胆管的狭窄及受累肝段的萎缩。临床表现可为静止型、梗阻型或胆管炎型（图2-21至图2-25）。

（2）Ⅱ型：弥漫型，结石遍布双侧肝叶胆管内，根据肝实质病变情况，又分为3种亚型：Ⅱa型：弥漫型不伴有明显的肝实质纤维化和萎缩（图2-26至图2-30）。Ⅱb型：弥漫型伴有区域性肝实质纤维化和萎缩，通常合并萎缩肝段区段主肝管的狭窄（图2-31至图2-35）。Ⅱc型：弥漫型伴有肝实质广泛性纤维化而形成继发性胆汁性肝硬化和门静脉高压症，通常伴有左右肝管或汇合部以下胆管的严重狭窄。

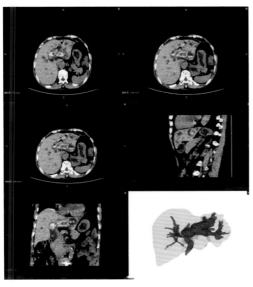

图 2-21　Ⅰ型肝胆管结石（CT/三维）

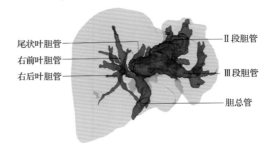

图 2-22　Ⅰ型肝胆管结石（胆管与结石）

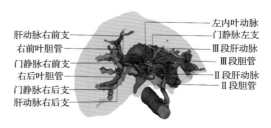

图 2-23　Ⅰ型肝胆管结石（胆管、动脉与门静脉）

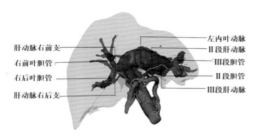

图 2-24　I 型肝胆管结石（胆管与动脉）

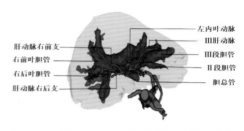

图 2-28　IIa 型肝胆管结石（胆管与动脉）

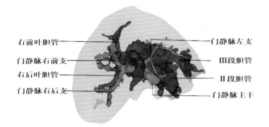

图 2-25　I 型肝胆管结石（胆管与门静脉）

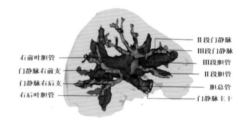

图 2-29　IIa 型肝胆管结石（胆管与门静脉）

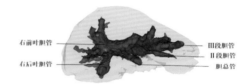

图 2-30　IIa 型肝胆管结石（胆管与结石）

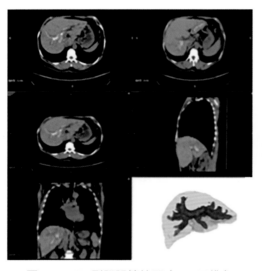

图 2-26　IIa 型肝胆管结石（CT/ 三维）

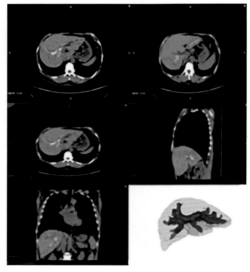

图 2-31　IIb 型肝胆管结石，伴右后叶萎缩（CT/ 三维）

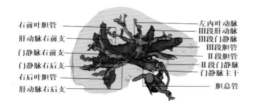

图 2-27　IIa 型肝胆管结石（胆管、动脉与门静脉）

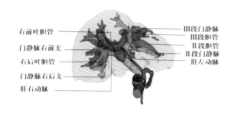

图 2-32 IIb 型肝胆管结石，伴右后叶萎缩（胆管、动脉与门静脉）

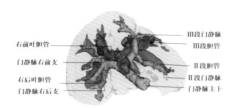

图 2-34 IIb 型肝胆管结石，伴右后叶萎缩（胆管与门静脉）

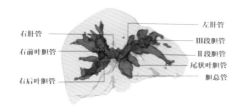

图 2-33 IIb 型肝胆管结石，伴右后叶萎缩（胆管与结石）

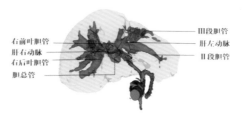

图 2-35 IIb 型肝胆管结石，伴右后叶萎缩（胆管与动脉）

（3）E 型：附加型，指合并肝外胆管结石（图 2-36 至图 2-40）。根据 Oddi 括约肌功能状态，又分为 3 个亚型：① Ea 型：Oddi 括约肌正常；② Eb 型：Oddi 括约肌松弛；③ Ec 型：Oddi 括约肌狭窄。

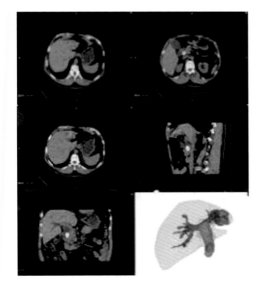

图 2-36 E 型肝胆管结石（CT/ 三维）

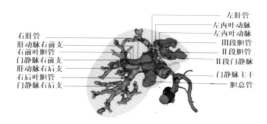

图 2-37 E 型肝胆管结石（胆管、动脉与门静脉）

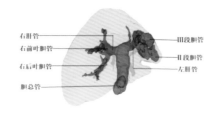

图 2-38 E 型肝胆管结石（胆管与结石）

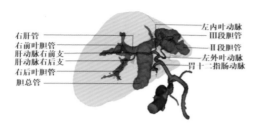

图 2-39　E 型肝胆管结石（胆管与动脉）

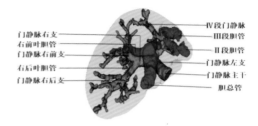

图 2-40　E 型肝胆管结石（胆管与门静脉）

　　肝胆管三维可视化模型立体感强，色彩鲜明，肝内血管和胆管显示细腻、清晰，并且完全忠实于患者真实解剖特点，可通过个人电脑随意对三维模型进行缩放、旋转、融合、拆分、透明化、测量距离及管径等操作和分析，真正实现了对活人体个体化肝内胆管及其周围血管的三维显示，能对肝内胆管结石的分布、胆管狭窄程度和分布、肝脏病理形态改变等做出准确、系统、全面诊断。同时对肝脏各血管进行分型，从整体上了解肝胆管结石病时病灶与相邻脉管的相互关系；基于三维可视化技术的肝脏分段，可对各肝段结石分布和胆管病变部位做出精确的三维定位诊断，全面了解肝脏的病理改变特征，有助于肝胆管结石的术前诊断及分型。在 PTCL 手术中，能够根据肝胆管结石的三维成像模型，指导穿刺靶向胆管，寻找狭窄严重的胆管口及变异胆管的开口等，都具有重要的价值。

二、胆总管结石

　　胆总管结石，可分为原发性胆总管结石和继发性胆总管结石，结石梗阻严重，可导致肝外胆道系统不同程度的扩张（图 2-41 至图 2-45）。

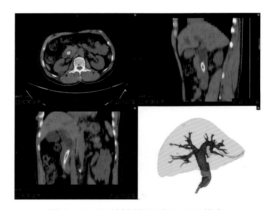

图 2-41　胆总管结石（CT/ 三维）

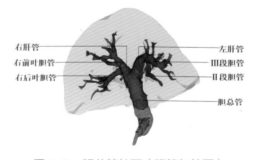

图 2-42　胆总管结石（胆管与结石）

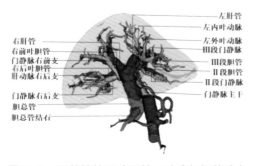

图 2-43　胆总管结石（胆管、动脉与门静脉）

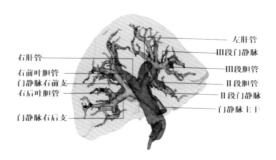

图 2-45　胆总管结石（胆管与门静脉）

胆总管结石的三维成像模型，特别是胆总管末端的三维成像，有助于了解胆总管末端转向十二指肠壁的角度及其中结石的情况，在 PTCL 中具有重要的参考价值。

（范应方、刘　军）

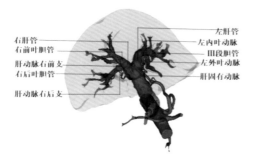

图 2-44　胆总管结石（胆管与动脉）

参考文献

［1］Netter FH. 奈特人体解剖彩色图谱［M］. 王怀经译 .3 版 . 北京 : 人民卫生出版社 ,2005:278-298.

［2］陈昌富 . 肝外胆道临床应用解剖［J］. 交通医学，1989，03(1):31-37.

［3］基思·L. 莫尔加，阿瑟·F. 达利美 . 临床应用解剖学［M］. 李云庆译 .4 版 . 河南：河南科学技术出版社，2006：272-277.

［4］王坚，杨传鑫 . 从胆胰肠结合部解剖谈胆源性胰腺炎发生与防治［J］. 中国实用外科杂志，2020, 40(11):1263-1265.

［5］Komi N, Takehara H, Kunitomo K, Yasuyuki. Does the type of anomalous arrangement of pancreaticobiliary ducts influence the surgery and prognosis of choledochal cyst［J］. J Pediatr Surg, 1992, 27(6):728-731.

［6］王捷，徐鋆耀 . 胆囊切除术中胆道变异识别与处理［J］. 中国实用外科杂志，2015,35(09):936-938.

［7］Champetier J, Letoublon C, Arvieux C,et al. Les variations de division des voies biliares extrahépatiques: Signification et origine, conséquences chirurgicales (Variations of division of the extrahep atic bile ducts: significance and origin, surgical implications)［J］. J Chir (Paris). 1989，126(3):147-154.

［8］黄志强. 黄志强胆道外科［M］. 济南：山东科学技术出版社，1999：24-26.

［9］Couinaud C. Liver anatomy: portal (and suprahepatic) or biliary segmentation［J］.Dig Surg，1999，16（6）：459-467.

［10］Kawarada Y, Das BC, Taoka H. Anatomy of the hepatic hilar area: the plate system［J］. J Hepatobiliary Pancreat Surg, 2000, 7(6): 580-586.

［11］Varotti G, Gondolesi GE, Goldman J, et al. Anatomic variations in right liver living donors［J］. J Am Coll Surg, 2004, 198(4): 577-582.

［12］Lee SE, Jang JY, Lee JM, et al. Selection of appropriate liver resection in left hepatolithiasis based on anatomic and clinical study［J］. World J Surg, 2008, 32(3): 413-418.

［13］Shimizu H, Sawada S, Kimura F. Clinical significance of biliary vascular anatomy of the right liver for hilar cholangiocarcinoma applied to left hemihepatectomy［J］. Ann Surg, 2009, 249(3): 435-439.

［14］Kitami M, Takase K, Murakami G, et al. Types and frequencies of biliary tract variations associated with a major portal venous anomaly: analysis with multi-detector row CT cholangiography［J］. Radiology, 2006, 238(1): 156-166.

［15］Onishi H, Kawarada Y, Das BC, et al. Surgical anatomy of the medial segment (S4) of the liver with special reference to bile ducts and vessels［J］. Hepatogastroentero, 2000, 47(31): 143-150.

［16］Schroeder T, Malago M, Debatin JF, et al. Multidetector computed tomographic cholangiography in the evaluationtial living liver donors［J］. Transplantation, 2002, 73(12): 1972-1973.

［17］二村雄次. 要点与盲点: 胆道外科［M］. 董家鸿译. 北京: 人民卫生出版社, 2010: 3-4.

［18］Moosman D A，Collier F A. Prevention of traumatic injury to the bile ducts; a study of the structures of the cystohepatic angle encountered in cholecystectomy and supraduodenal choledochostomy［J］. American Journal of Surg, 1951, 82(1):132-143.

［19］Covye AM, Brody LA, Getrajdman GI, et al. Incidence, patterns, clinical relevance of variant portal vein anatomy［J］. Am J Roentgenol, 2004, 183(4): 1055-1064.

［20］Koc Z, Oguzkurt L, Ulusan S. Portal vein variations: clinical implications and frequencies in routine abdominal multidetector CT［J］. Diagn Interv Radiol, 2007, 13(2): 75-80.

［21］Ortale JR, Naves De Freitas Azevedo CH, Mello De Castro C. Anatomy of the intrahepatic ramification of the portal vein in the right hemiliver［J］. Cells Tissues Organs, 2000, 166(4): 378-387.

［22］Giuliante F, Ardito F, Vellone M, et al. Liver resections for hilar cholangiocarcinoma［J］. Eur Rev Med Pharmacol Sci, 2010, 14 (4): 368.

［23］Schmidt S, Demartines N, Soler L, et al. Portal vein normal anatomy and variants: implication for liver surgery and portal vein embolization［J］. Semin Intervent Radiol, 2008, 25(2): 86-91.

［24］Giuga M, De Gaetano AM, Guerra A, et al. An update on clinical applications of hepatospecific contrast media in magnetic resonance imaging of liver parenchyma ［J］. Eur Rev Med Pharmacol Sci, 2016, 20(12): 2515-2525.

［25］Ozbulbul NI. Congenital and acquired abnormalities of the portal venous system: multidetector CT appearances ［J］. Diagn Interv Radiol, 2011, 17(2): 135-142.

［26］Atasoy C, Ozyurek E. Prevalence and types of main and right portal vein branching variations on MDCT ［J］. Am J Roentgenol, 2006, 187(3): 676-681.

［27］Koc Z, Ulusan S, Oguzkurt L, et al. Venous variants and anomalies on routine abdominal multi-detector row CT ［J］. Eur J Radiol, 2007, 61(2): 267-278.

［28］Wu TC, Lee RC, Chau GY, et al. Reappraisal of right portal segmental ramification based on 3-dimensional volume rendering of computed tomography during arterial portography ［J］. J Comput Assist Tomogr, 2007, 31(3): 475-480.

［29］幕内雅敏, 高山忠利. 要点与盲点: 肝脏外科[M].董家鸿译.北京: 人民卫生出版社, 2010:10-17.

［30］Michels NA.Newer anatomy of the liver and its variant blood supply and collateral circulation ［J］.Am J Surg, 1966, 112(3):337-347.

［31］Yoshioka Y, Ebata T, Yokoyama Y, et al. "Supraportal" right posterior hepatic artery: an anatomic trap in hepatobiliary and transplant surgery ［J］. World J Surg, 2011, 35(6): 1340-1344.

［32］Ibukuro K, Takeguchi T, Fukuda H, et al. Spatial relationship between the hepatic artery and portal vein based on the fusion image of CT angiography and CT arterial portography: the left hemiliver ［J］. Am J Roentgenol, 2013, 200(5): 1160-1166.

［33］Wang S, He X, Li Z, et al. Characterization of the middle hepatic artery and its relevance to living donor liver transplantation ［J］. Liver Transpl, 2010, 16(6): 736-741.

［34］Jin GY, Yu HC, Lim HS, et al. Anatomical variations of the origin of the segment 4 hepatic artery and their clinical implications ［J］. Liver Transpl, 2008, 14(8): 118.

［35］Hirano S, Kondo S, Tanaka E, et al. Safety of combined resection of the middle hepatic artery in right hemihepatectomy for hilar biliary malignancy ［J］. J Hepatobiliary Pancreat Surg, 2009, 16(6): 796-801.

［36］Michels, NA. Blood Supply and Anatomy of the Upper Abdominal Organs, With a Descriptive Atlas ［J］. Journal of the American Medical Association, 1955, 166(6):708.

［37］Andall RG, Matusz P, du Plessis M, et al. The clinical anatomy of cystic artery variations: a review of over 9800 cases ［J］. SurgRadiolAnat, 2016, 38(5): 529-539.

［38］蔡德亨, 章中春. 副肝管的外科解剖学 ［J］. 临床解剖学杂志, 1987，05(03):156-158.

［39］蔡德亨, 章中春. 副肝管的外科解剖学 ［J］.临床解剖学杂志, 1987，05(03):190.

［40］李宇，郝杰，孙昊，等. 肝门部胆管汇合造影分型218例分析 ［J］外科杂志, 2016，36(05):571-572.

［41］董家鸿, 郑树国, 陈平, 等 .肝胆管结石病诊断治疗指南 ［J］.中华消化外科杂志, 2007（2）：156-161.

第三章

胆道生理及胆石病病理生理

第一节　胆道生理学概述

一、胆道结构及其特点

首先，我们先来了解胆道的结构及特点。胆道从 Hering 管开始至胆总管末端开口于十二指肠乳头，形成复杂的胆道系统网络，犹如一棵"胆道树"，或一个"胆汁流域网"。从发生学看，肝外胆管（包括胆囊）来自肝芽突蒂，而肝内胆管系统则来自肝细胞的分化。肝内胆管来自肝门部门静脉周围间质细胞诱导分化成的管板，而肝门部管板的伸延和塑性决定了肝内胆管的分支构型。成年人胆道系统有 40 万 ~ 50 万个末梢分支，每个末梢分支管辖约 3 mm^2 的肝组织，共分为 10 级，其中 3 级在肝外、7 级在肝内。胆道是输送胆汁的通道，胆管则分泌排泄大分子、脂溶性等物质，可以说是身体新陈代谢的调节器官。因此，胆道的"通"与"不通"成为胆道外科研究的主要内容。

胆管只接受肝动脉血液的供应。如无肝动脉血，则将导致胆管坏死。肝动脉在肝内分支形成伴行于胆管的胆管周围血管丛。肝动脉进入肝内后，与胆管伴行，发出分支至肝窦和门管内结构，但大部分血液流入胆管周围血管丛（peribiliary plexus，PBP），肝动脉在胆管黏膜下形成动脉性毛细血管网，内层的黏膜下毛细血管内皮，在朝着胆管腔的一侧，呈筛孔状，说明其参与胆道的生理活动；然后，血流再经门静脉血管（portal vessel，PV）汇入肝窦，构成胆管的微循环系统。胆道不接受门静脉供血，但通过门 -PBP 血管使肝动脉血与门静脉沟通，故胆管周围血管丛亦起到调节肝脏血流的枢纽作用；胆管病变可使胆管周围血管丛扩张、增生、闭塞、萎缩。

二、胆道的生理运动

胆囊壁有分界清楚的肌层组织，其特点为纵形肌较丰富而环形肌较稀疏。胆管壁内无肌层，仅仅在黏膜下层和浆膜层之间有分布不均的结缔组织和散在的平滑肌细胞，肌细胞也主要呈纵形分布。而在胆总管下段，平滑肌逐渐增多，最终形成 Oddi 括约肌。胆道运动引起胆汁的排泄。而胆道运动主要由胆囊及 Oddi 括约肌主导，胆总管是否具有运动功能，仍存在争议，一般认为，除了 Oddi 括约肌外，其余部分的胆管缺乏主动运动功能。胆管内各段存在压力差，使得胆汁节律性排放。这种压力差主要靠胆囊及 Oddi 括约肌的收缩产生。此外，肝细胞分泌胆汁的压力差和胆管壁上的平滑肌细胞及弹力纤维也能维持胆道壁的张力。

三、胆管细胞

胆管内衬托着胆管上皮。肝内、外胆管上皮是延续的，但主要的胆管上皮细胞－胆管细胞在胆管内并不是均一的。胆管细胞的非均一性，亦决定了胆管细胞的不同分级平面的胆管在功能上的多态性。胆管细胞是一个易受激活的细胞群体，胆管细胞以其在肝脏中的关键位置，对窦状隙内皮、星状细胞、炎症细胞起到旁分泌作用。在激活状态下，胆管细胞可分泌多种肽类物质及介质，通过旁分泌的作用参与和调控肝内的病理生理过程。此外，胆管细胞能通过对液体、电解质和溶质（如糖、氨基酸和胆汁酸）的复杂调节和专门化的积极吸收和分泌来修饰胆管。胆管细胞分泌蛋白质，如 IgA 和细胞因子，进入胆汁，并有特定的转运体再吸收葡萄糖、氨基酸、谷胱甘肽和胆汁酸。在体外，胆管细胞已被证明能合成磷脂、甘油三酯和胆固醇，并输出自合成的胆汁酸。因此，胆管内的胆管细胞现在被认为是胆汁形成的重要贡献者和调节剂。

大部分的肝动脉血流经胆管周围血管丛然后至肝窦。胆管细胞只接受高氧含量的动脉供血，是一族高氧耗、高代谢、低缺氧耐受的细胞群体。胆管细胞内因缺乏抗氧化酶系，如过氧化氢酶、过氧化物歧化酶、还原性谷胱甘肽，因而较肝细胞更易受到缺血－再灌注时氧自由基损伤。胆管细胞是一种敏感的细胞，遭受的缺血－再灌注损伤可能成为一系列的胆道并发症的原因。

内毒素、TNF（tumor necrosis factor，TNF）是刺激胆管上皮增生的有利因素。慢性刺激所导致的慢性增生性胆管病（chronic proliferative cholangiopathy，CPC）在原发性肝内胆管结石时便表现得很突出，而这种增生性的改变亦可能是发生胆管癌的基础。

胆管细胞的生长、增殖调控和失调控的研究，近年来得到持续关注。胆管细胞在发生上、结构上、功能上并不是均一的细胞群体。不同管径的肝内胆管衬有不同大小的胆管细胞，功能上亦不尽相同。一般分为小胆管细胞（立方形，内衬于毛细胆管及小叶间胆管，直径约 8 μm，细胞核∶浆比例高，对肠道内分泌调控不起反应）和大胆管细胞（柱状，衬附在区域胆管以下，直径约 15 μm，细胞核∶浆比例低，对胆道内分泌调控起反应）。一般认为小胆管细胞是未分化成熟的细胞，而大胆管细胞则已分化成熟，故两者的生理功能和对损伤的反应有所不同。在正常情况下，胆管细胞处于静止状态；但在病理性情况下，胆管细胞可发生增殖或凋亡。胆管细胞这种不同的生物学行为，可能理解临床上所见的某种胆管病好发于特定平面的胆管（如增生性胆管炎、胆管癌、硬化性胆管炎发生于大胆管；原发性胆汁性肝硬化、免疫排斥反应、移植物抗宿主病发生在小胆管）。

胆管细胞增生与凋亡受多种因素的影响，如胃肠道激素、雌激素、生长因子、胆汁酸、胆碱能神经因子等；肝细胞生长因子、表皮生长因子等，均可促进体外培养的胆管细胞的 DNA 合成。胆管细胞对致炎症因子的刺激敏感，在慢性胆道感染如肝内胆管结石时，在胆管梗阻和致炎症因子的双重作用下，使胆管黏膜上皮增生及小胆管增生，胆管变小，影响胆汁的流动。

四、胆汁形成及排泄

胆汁由毛细胆管胆汁和胆管胆汁组成。成人每日分泌的胆汁为 800 ~ 1000 mL。胆汁的成分主要由无机及有机成分组成。其无机成分主要有水、钠、钾、钙、碳酸氢盐及少量的重金属离子，如铜、铝等；有机成分包括胆汁酸、胆色素、胆固醇、卵磷脂和黏蛋白等，胆汁中没有消化酶。胆汁形成部位包括毛细胆管和胆管两部分。在毛细胆管部分，胆汁可通过以下 3 条途径形成：①跨细胞途径，即由肝窦膜进入肝细胞，再穿过毛细胆管膜进入毛细胆管；②旁细胞途径，即通过两个肝细胞间的旁细胞间隙，穿过紧密连接进入毛细胆管；③混合途径，即通过肝窦膜进入肝细胞，再通过基底侧膜进入旁细胞间隙，穿过紧密连接进入毛细胆管。在胆管部分，血浆中的水和溶质直接通过胆管上皮细胞进入胆管，形成胆汁。胆汁可直接排入十二指肠或贮于胆囊。在胆囊内被浓缩的胆汁称为胆囊胆汁，其渗透压与血浆相同。

此外，肝细胞胆汁酸的分泌是胆汁形成的最重要驱动力。研究者根据这一发现，将胆汁分为胆汁酸依赖型和胆汁酸不依赖型。这些适应性反应的中心调节剂是胆汁酸核受体 FXR（NR1H4）。它通过下调 NTCP（Na 依赖的胆汁酸摄取）和 OATP1B1（Na 非依赖的胆汁酸摄取）来降低肝细胞对胆汁酸的摄取。

霍夫曼首先提出胆管细胞和胆汁酸在调节胆汁形成中的作用，并可用来解释某些胆汁酸引起的高胆汁症。同时胆肝分流假说认为结合胆汁酸离开胆管腔，穿过胆管细胞的顶端膜，并通过胆管返回肝窦，实现胆肝循环。而在肝血窦，胆汁酸将主要影响肝细胞和肝胆汁形成。胆管细胞上特异性转运蛋白的发现支持这一循环的存在及其在调节胆汁形成中的作用。因此，结合胆汁酸从胆管腔转运回肝循环，再输送到肝细胞，调节胆汁形成。而未结合胆汁酸和胆红素的摄取主要通过 OATP1B1（由基因 SLCO1B1 编码）发生，未结合胆汁酸可以通过简单扩散进入胆管细胞，形成胆汁。

五、胆道的生理调节

（一）胆道生理运动的调节

胆囊、Oddi 括约肌的运动受神经、体液调节。胆道受迷走神经分支副交感神经及发自腹腔神经节的交感神经调节。刺激迷走神经，引起胆囊收缩；阻断迷走神经，胆囊的紧张度下降，容积增大，但不影响对胆囊收缩素的收缩反应。刺激交感神经引起的是抑制性效应，如胆囊呈收缩状态，其抑制效应更加明显。此外，肠神经系统释放的脑肠肽，如血管活性肠肽、生长抑素、酪神经肽、脑啡肽等，对胆道运动有重要调节作用。有研究发现，胆囊收缩素对 Oddi 括约肌的舒张作用可被血管活性肠肽抗体及受体拮抗剂阻断，说明胆囊收缩素对 Oddi 括约肌的作用可能是通过释放血管活性肠肽的神经元而间接起作用。但血管活性肠肽不能对抗乙酰胆碱引起的胆囊收缩，提示胆道运动的调节依赖于神经 – 激素、激素 – 激素间的相互作用。

（二）胆汁形成的调节

胆管胆汁形成受内分泌、旁分泌和神经机制三种方式的调节。内分泌激素、促胰液素的刺激作用以及生长抑素和胃泌素的抑制作用已得到充分证明。它们通过与其受体结合，激活该信号的转导来增加或减少细胞内第二信使如 cAMP 的水平。自分泌 / 旁分泌对胆汁形成同样具有调节作用。内皮素 -1（ET-1）是一种由人胆管上皮细胞合成的血管活性肽，在胆汁淤积性肝病中，ET-1 含量升高。ET-1 作用于人胆囊上皮细胞上的特定 ET 受体，通过百日咳毒素敏感的 Gi 蛋白抑制腺苷酸环化酶的活性，从而干扰细胞内 cAMP 的产生和阴离子分泌，减少胆汁的产生。同时在大鼠实验中，ET-1 通过降低胆管细胞中的促胰液素受体基因表达和 cAMP 合成来抑制促胰液素诱导的胆管分泌。迷走神经传出神经纤维与胆管密切相关，迷走神经刺激增加了胆管胆汁而不是肝脏胆汁的形成。这些纤维释放的乙酰胆碱与毒蕈碱 M3 受体结合，导致细胞内钙离子增加，并通过钙调磷酸酶增强分泌素诱导的腺苷酸环化酶活性，促进胆汁形成。完整的胆碱能系统也允许胆管结扎后胆管细胞增殖和分泌。在大鼠实验中发现，因为迷走神经切断术导致胆管细胞 cAMP 水平降低，细胞增殖减弱，分泌素诱导的胆汁形成减少。总之，胆汁的形成受上述三种方式共同调节。

第二节 胆石病的病理生理

一、胆管结石分类

胆管结石按结石化学成分不同，通常分为胆固醇结石、胆色素结石或二者的混合物，即混合型结石三类。

（1）胆固醇结石：外观呈白色，通常是圆形或卵圆形，表面光滑或呈颗粒状。此类结石多发生在胆囊内，由于胆固醇结石的发生与代谢有关系，故又称为代谢性结石。

（2）胆色素结石：多数以胆红素钙为主。其中黑色素结石的外观不定型、表面光滑、质地坚硬，主要成分是色素聚合物、硫酸钙、磷酸钙，多发生在胆囊内，胆色素钙常呈棕黄色小颗粒状、质地松软，主要成分是胆固醇、胆色素钙、脂肪酸钙，多发生于胆管内。

（3）混合性结石：主要成分也是胆固醇、胆色素、钙盐，其外形呈多面角形，表面光滑，呈深绿色或棕黄色颗粒，往往数量较多，排列整齐，其切面多呈环层状，亦多发生在胆囊内。

二、结石性胆道的病理生理

（一）胆汁分泌异常

肝胆转运蛋白在转录和转录后水平上都受到调节。许多核受体作为配体激活的转录因子作为正反馈和负反馈调节维持肠肝循环的稳态。在胆汁淤积症中，它们主要负责肝、肾和肠的适应性协调反应，以限制肝细胞积聚潜在有毒的胆汁成分。作为胆汁淤积的适应性转录程序的结果，基底外侧胆汁酸摄取系统被下调，而基底外侧输出泵，如 MRP3 和 MRP4 被诱导（图 3-1）。

血液中的胆汁酸主要为结合胆汁酸，它们通过牛磺胆酸钠共转运多肽（NTCP，SLC10A1）与钠一起穿过肝细胞基底外侧膜进入血液循环。未结合胆汁酸和包括胆红素在内的大量其他有机阴离子主要由 SLCO 基因编码的有机阴离子转运超家族的一个或多个成员进入肝细胞，称为有机阴离子转运多肽（organic anion transporting polypeptides，OATPs）。在大多数情况下，从血液中消除胆汁酸是通过肝细胞的小管膜的主动运输。它由许多 ATP 依赖的输出泵［ATP 结合（ABC）运输蛋白，也称为 ABC 转运体］驱动。胆盐通过胆盐出口泵（BSEP，

ABCB11）运输，而胆红素双葡萄糖醛酸、谷胱甘肽、二价胆汁酸偶联物以及其他多种偶联有机阴离子通过多药耐药相关蛋白 2（MRP2，ABCC2）运输。

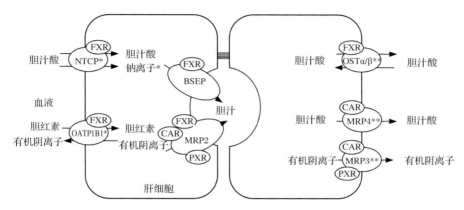

图 3-1　胆汁酸和有机阴离子的肝胆运输

注：* 代表胆汁淤积中转运蛋白的下调；** 代表胆汁淤积中转运蛋白的上调。基底外侧转运蛋白牛磺胆酸钠协同转运多肽（Na⁺taurocholate cotransporting polypeptide，NTCP）和有机阴离子转运蛋白 1B1（Organic Anion Transport Protein，OATP1B1）的下调和多药耐药相关蛋白 3（Multidrug Resistance-associated Protein 3，MRP3）、MRP4 和有机溶质转运蛋白 α/β 的上调（Organic Solute Transporter，OSTα/β）（提供替代的消除途径）减少胆汁淤积中胆汁酸和其他嗜胆剂在肝细胞积累。胆汁淤积中的适应性 / 代偿性反应由核受体介导，包括法尼醇 X 受体（Farnesol X Receptor，FXR）、孕烷 X 受体（Pregnane X Receptor，PXR）和组成型雄激素受体（Constitutive Androgen Receptor，CAR）。FXR 对 NTCP 和 OATP1B1 的影响是通过其他核受体介导的，例如短异二聚体伙伴（Short Heterodimer Partner，SHP）和肝细胞核因子 4α（Hepatocyte nuclear factor 4α，HNF4α）。BSEP：胆盐输出泵。摘自：Gustav Paumgartner. Hepatology，2010，51（4）：1095-1106.

胆道结石将引起胆道内压及胆汁成分改变，进而影响胆管细胞及膜转运体的运作，最终影响胆汁酸的胆肝循环、胆汁的形成，导致胆汁淤积性改变。

（二）胆道炎症改变

有研究发现在结石等引起的胆汁淤积性病变中，胆管细胞极易受到损伤。胆道的慢性炎症引起胆管上皮细胞及其周围内环境发生变化，尤其是免疫细胞

的浸润及炎症因子的变化。胆汁淤积和胆管胆汁形成减少，部分原因可能是由于 Cl⁻/HCO₃⁻ 交换器活性和炎症细胞因子表达下调。在这些条件下，胆管细胞也经常暴露在内毒素水平增加的环境中，进而进一步导致胆道的损伤，形成恶性循环。因此，及时解除梗阻、通畅引流、改善胆道炎症微环境，对胆道的恢复具有重要临床意义。

（三）胆道狭窄

胆石病引起胆道反复炎症，导致胆管壁纤维组织增生、管壁变厚、胆管内腔逐渐缩窄。胆道不同部位的狭窄，引起的临床症状也不同。主要表现为腹痛、间歇性黄疸、寒战、发热等，而狭窄胆道远端胆汁引流不畅，导致胆汁淤积，引起区域性胆汁淤积性肝纤维化、肝硬化、结石形成等。目前对于胆道狭窄的主要治疗方法为手术治疗，解除狭窄后胆管细胞的修复及再生对胆道重塑具有重要意义。胆管细胞类器官培养技术可获取成熟胆管细胞，该技术未来在胆管细胞再生及胆道重塑方面具有重要临床价值。

（四）胆汁淤积引起的肝脏病理改变

胆管结石的临床表现包括反复发作的急性细菌性胆管炎，随后在胆道系统进一步形成结石和狭窄，以及持续性梗阻性黄疸。如果不及时治疗，肝内胆管结石可导致肝纤维化、肝硬化、门静脉高压，最后引起肝功能衰竭和死亡。

有报道慢性增殖性胆管炎被认为是与肝内胆管结石患者的高复发率和胆道再狭窄率密切相关。胆汁淤积破坏了肝胆运输系统，进而导致胆汁酸和相关毒性代谢产物在肝内的积累。在胆汁淤积性肝脏中，胆汁酸的累积导致胆道慢性炎症，进而破坏肝功能，并在胆道和肝脏中提供了促癌微环境。已经发现，累积的胆汁酸导致肝实质细胞死亡和间充

质细胞激活，从而导致胆管周围纤维化、胆道纤维化，引起胆道慢性增殖性胆管炎，加重胆道狭窄，最终导致肝硬化。胆汁酸的淤积引起胆道流体动力学变化。胆道淤泥是一种凝胶形式的胆汁，它由胆红素钙、胆固醇和糖蛋白的多种晶体混合而成。胆道淤泥的存在表明胆汁溶质已经成核，随后可能形成混凝土结石。因此，胆汁淤积 – 慢性增殖性胆管炎 – 胆道狭窄及胆道感染（进一步促进胆道结石形成）– 肝纤维化 – 肝硬化 – 门静脉高压，这一系列的病理生理学改变既加重了肝功能的损害，又进一步促进结石的产生，形成恶性循环（图3-2）。

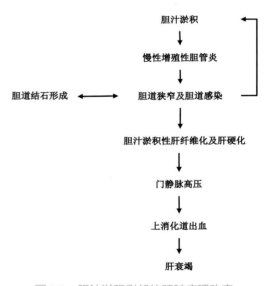

图 3-2 胆汁淤积引起的肝脏病理改变

随着对肝胆管结石病理改变的深入了解，肝胆管结石与慢性增殖性胆管炎间的恶性循环越来越受到重视，并被认为是一种肝内胆管结石患者预后不良的

重要原因。结石本身及继发胆道感染均可刺激胆管壁持续增生，导致慢性增殖性胆管炎和胆道狭窄的发生。因此，即使完全取尽结石、纠正胆道狭窄，如果忽视术后残余慢性增殖性胆管炎的治疗，仍可能发生结石复发和胆道再狭窄。因此，理想的肝胆管结石治疗应以取尽结石、矫正胆道狭窄、控制术后残留慢性增殖性胆管炎为目标。

需要强调的是，大多数肝胆管结石患者不能忍受肝叶或肝段的重复切除，因为肝胆管结石会在肝脏中引起许多病理损害，如继发性胆汁性肝硬化、复发性胆管炎等。因此，肝切除术的应用受到很大的限制。此外，根据香港玛丽医院47个月的随访报告，肝切除术本身并不能消除结石复发的可能性，16%的术后患者在其他部位出现新的结石。由于这些原因，肝切除治疗肝内胆管结石的长期效果还远远不够理想。

研究报道，肝脏神经生长因子（nerve growth factor，NGF）与肝实质细胞中FXR表达之间的分子联系，特别强调了NGF/FXR信号轴在肝脏胆汁淤积的背景下的意义。肝脏神经生长因子含量与肝胆管结石患者淤胆肝的FXR表达明显呈正相关。同时也证实了NGF/FXR在损伤肝脏自噬中的调节作用，在胆汁淤积性损伤小鼠肝脏中，腹腔注射NGF重组肽显著提高了FXR的表达，并同时调节了自噬通量。不仅FXR，自噬标志物LC3也与肝脏NGF含量呈正相关，强烈提示NGF/FXR轴通过调节肝脏自噬通量发挥肝脏保护作用。因此，调控NGF/FXR信号转导轴可能是治疗淤胆性肝损伤的一个靶点。

（胡　敏）

参考文献

［1］Zanchi A, Reidy J, Feldman HJ, et al. Innervation of the proximal human biliary tree［J］. Virchows Archiv : an international journal of pathol, 2020, 477(3): 385-392.

［2］Tysoe OC, Justin AW, Brevini T, et al. Isolation and propagation of primary human cholangiocyte organoids for the generation of bioengineered biliary tissue［J］. Nature protocols, 2019, 14(6): 1884-1925.

［3］Deutschmann K, Reich M, Klindt C, et al. Bile acid receptors in the biliary tree: TGR5 in physiology and disease［J］. Biochimica et biophysica acta Molecular basis of disease, 2018, 1864(4 Pt B): 1319-1325.

［4］Paumgartner G. Biliary physiology and disease: reflections of a physician-scientist［J］. Hepatology, 2010, 51(4): 1095-1106.

［5］Redinger RN, Hermann AH, Small DM. Primate Biliary Physiology［J］. Gastroenterology, 1973, 64(4): 610-621.

［6］Li FY, Cheng NS, Mao H, et al. Significance of controlling chronic proliferative cholangitis in the treatment of hepatolithiasis［J］. World J Surg, 2009, 33(10): 2155-2160.

［7］Tsai MS, Lee HM, Huang SC, et al. Nerve growth factor induced farnesoid X receptor upregulation modulates autophagy flux and protects hepatocytes in cholestatic livers［J］. Arch biochemis and biophy, 2020, 682: 108-281.

［8］Tsai MS, Lee PH, Sun CK, et al. Nerve growth factor upregulates sirtuin 1 expression in cholestasis: a potential therapeutic target［J］. Experimental & molecular med, 2018, 50(1): 426.

第四章

超声检查在 PTCL 中的应用

第一节 超声成像原理与基础

超声成像是指利用超声波的物理特性和人体组织器官的声学特性相互作用而产生的信息，经处理后形成图形和曲线，以此进行疾病诊断的一种物理检查方法。

一、超声波的概念

波是日常生活中常见的现象。根据其性质基本上分为两大类。

（一）电磁波

电磁波是由电磁力的作用产生的，是电磁场的变化在空间的传播过程，它传播的是电磁能量，可以在真空中和介质中传播，在空气中传播的速度是 $3×10^5$ km/s。如无线电波、可见光、X 射线等。

（二）机械波

机械波是由机械力（弹性力）的作用而产生，是机械振动在连续的弹性介质内的传播过程，机械波只能在介质中传播，不能在真空中传播，它传播的速度比电磁波低得多。按其频率也可分为各种不同的波，如声波、水波、地震波等。

超声波（ultrasound）是一种机械振动波，它与声波一样，必须在介质中传播，在弹性介质中以纵波形式传播，靠介质内粒子产生压缩与稀疏的交替变化传播能量，所以它不能在真空中传播。

超声波是超过人耳听阈高限值（正常人耳接受声音频率范围为 16 ~ 20 000 次 / 秒，即 16 ~ 20 000 Hz 的声波。医用超声波为 1 ~ 10 MHz，其中最常用的为 1 ~ 5 MHz）。超声波在传播时，有波长（λ）、频率（Hz）及声速（c）3 个物理量。

频率是声波每秒振动的次数，单位为 Hz。

波长是声波在一个振动周期内所通过的距离，单位为 mm。

声速是指单位时间内在介质中传播的距离，单位为 m/s，大小取决于频率和波长，并与介质的弹性和密度密切相关。

一般来说，超声波在固体中传播速度最快，液体中次之，气体中最慢。超声波在人体组织中传播时，由于声速不变，故波长与频率成反比。人体软组织中声速平均为 1540 m/s。

二、超声波的物理特性

（一）束射性、方向性

超声波由于频率高、波长短，在介质中能定向成束传播，具有较好的直线性，多条声束可以组成平面，对人体进行断面检查。在相同声源直径的条件下，频率越高波长越短，其方向性越好分辨力越精细。在超声诊断中正是利用超声波的指向性来探测声束透视方向上介质（脏器）的情况。

（二）反射、折射与透射

声阻抗为介质密度与介质中声速的乘积。当两种介质的声阻抗差 >0.1% 时即产生声学界面而发生反射（小界面产生散射）。声阻抗差越大，反射越强，当超声波从空气向任一种介质传播时，由于声阻抗差最大，反射系数等于1，则会产生"全反射"现象，超声波不能通过，这就使含气脏器（如肺、胃肠道）的病变探测遇到困难；探头与皮肤间的界面亦是如此，为防止发生全反射，常用耦合剂来构成透声通道。

由于在人体各种组织、脏器中的声速不同，声束经过这些组织间的大界面时产生声束前进方向的改变，称为折射。

当入射超声与界面垂直时，入射角等于 0，一部分声能按入射途径返回换能器（探头），并在示波屏上出现回波；另一部分声能则穿过界面，垂直进入第二种介质，此即为透射。第三种与第四种介质的界面再发生反射与透射，依此类推，直至声能耗尽。

（三）绕射与散射

超声波在传播时，如遇小于超声波长（1/2）的界面（障碍物）时，绕过界面继续传播，称为绕射。

当入射超声遇到直径远小于波长的微小粒子时，微粒吸收声波能量后成为新的声源，再向四周各个方向辐射声波而形成球面波，这种现象称为散射。人体中发生散射小物体主要有 RBC 和脏器内的细小结构。利用超声的反射只能观察到脏器的轮廓影，而利用超声的散射才能观察到脏器内部的病变。

（四）分辨力与穿透力

分辨力：指超声波能分辨并显示出最短距离两个界面的能力（分纵向、横向与轴向分辨力）。

穿透力：指在不影响图像分辨力的情况下超声波能够通过传导介质深度的能力。

临床上，超声探头频率越高，则波长越短，分辨力越高，穿透性越差。反之，超声探头频率越低，则波长越长，分辨力越差，穿透性越好。

三、人体组织结构及病灶的声学分型

超声图像是由许多像素所构成，像素的亮暗反映了回声的强弱。反映在荧光屏上从最亮到最暗，即从白 → 灰 → 黑的像素变化过程称为灰度，将灰度分为若干等级即为灰阶，人体被测脏器与病灶的断面图像可根据各种不同界面的灰阶强度来进行描述，按其声学特征，可将人体组织器官及病灶组织分为下述几种声学类型：

（1）无回声型：液体，为无回声暗区。

（2）弱回声型：如肾锥体和正常淋巴结。

（3）低回声型：如肾皮质。

（4）等回声型：如正常肝脏、脾、子宫、心肌等实质脏器。

（5）高回声型：反射系数 >0.20，为结构复杂、排列无一定规律的实质性组织的回声，如肾窦、乳腺、纤维组织，以及肝硬化、肝癌、葡萄胎、畸胎瘤等。

（6）强回声型：反射系数 >0.50，灰度明亮，后方常伴声影，如结石和各种钙化灶等。

（7）含气型：含气组织的反射系数等于 1，与软组织的声阻抗相差 3000 倍以上，声能几乎全部被反射，不能透入下一个组织，界面后方的组织结构不能显示，如肺、胃肠道等。

四、超声波的发射与接收

超声波的发射与接收是利用换能器（探头）内晶体的压电效应来完成的。利用逆压电效应产生声波；利用正压电效应接收反射回来的声能，通过主机接收并予以放大处理。以不同方式显示于显示屏上，此即不同类型超声诊断法的基础。

五、超声诊断的优点

（1）无创性。

（2）获得的信息量丰富。

（3）动态实时显示。

（4）能发挥管腔造影功能。

（5）对小病灶有较好的显示能力。

（6）能取得各种方位的切面图像，并能准确定位及定量。

第二节 胆道系统正常超声声像图与正常参考值

一、胆囊

胆囊位于肝脏面的胆囊窝内,呈茄形或梨形,胆囊窝是肝中裂的前面标志,胆囊一般长 7 ~ 10 cm,宽 3 ~ 5 cm。胆囊分为底、体、颈部,胆囊底部圆钝,体部变窄,形成胆囊颈,颈部起始段呈囊状扩大,称 Hartmann 袋,胆囊结石常滞留于此,这是胆囊结石嵌顿的好发部位。

正常胆囊超声二维纵切面上通常表现为一轮廓清晰的呈圆形或卵圆形无回声液性暗区(图 4-1),颈窄底宽,后壁及后方回声增强。胆囊前壁亮线自然、光滑整齐。胆囊颈部向内突出的黏膜皱襞(Heister 瓣)断面在超声上类似结节样高回声,不要将之误诊为结石或息肉。

正常胆囊超声测量参考值:长径 <9.0 cm,短径(横径)<3.5 cm,胆囊壁厚 <3 mm。彩色多普勒血流显像(CDFI):正常人胆囊动脉血流信号显示率为 65% ~ 80%,Vmax(12.91±4.29) ~(18.4±6.3),RI(0.69±0.09)~(0.75±0.05)。

二、胆管

(一)肝内胆管

利用门静脉在声像图上的"工"字形(图 4-2)和"Y"字形结构(图 4-3),超声很容易定位位于门静脉左、右支前上方的左、右肝管,内径为 2 ~ 3 mm。现代超声可以清晰显示肝内叶间二级胆管。目前,高分辨的超声仪器配高频探头还可观察到段间胆管(三级胆管)。

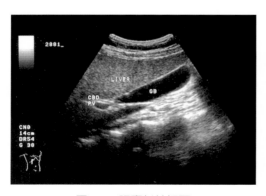

图 4-1 胆囊长轴切面
GB:胆囊;Liver:肝;CBD:胆总管;PV:门静脉

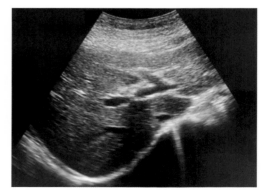

图 4-2 "工"字形结构

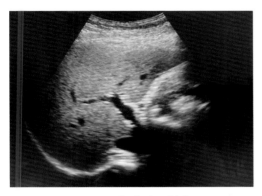

图 4-3 "Y"字形结构

肝内胆管结石常伴胆管扩张，超声声像图表现为与门静脉平行走行的树枝样强光带或无回声管道，管道内部回声多变，可见结石强光带、炎性物絮状高回声等，并发胆管炎者可见胆管壁回声增厚、增高。

（二）肝外胆管

肝外胆管在声像图上大致分为上、下两段。

胆总管上段相当于肝总管和胆总管的十二指肠上段，自肝门发出后与门静脉伴行，内径为门静脉的 1/3 ～ 1/2（图 4-4）。此段超声检查时易于显示，患者左侧卧位，探头长轴平行于门静脉主干侧即可显示未扩张的胆总管上段，通常在该部位测量肝外胆管宽度，评判有无扩张。

肝外胆管下段因有肠气干扰，通常不能清楚显示，采用改变体位、饮水、探头加压等措施可稍微提高显示率。胰腺段胆总管在胰头横断面表现为钩突和下腔静脉间的圆形无回声区（图 4-5）。肠内段在没有扩张的状态下需用腔内探头方可显示。

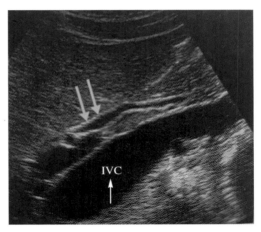

图 4-4 门静脉主干与胆总管上段平行及宽度比例

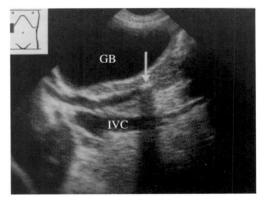

图 4-5 胆总管胰腺段结石

第三节 胆道结石的超声图像特点

一、胆囊结石

胆囊结石（gallbladder stones）是最常见的胆囊疾病。胆囊结石形成的原因复杂，一般认为与胆系感染、胆汁的成分和理化性质改变、胆汁滞留及寄生虫病等有密切关系。胆囊结石往往合并胆囊炎，且互为因果，最终会导致胆囊缩小、囊壁增厚，腔内可充满结石。

1. 胆囊结石分类及显影特点　胆囊结石按所含主要化学成分不同可分为3类：

（1）胆固醇结石：其主要成分为胆固醇，结石多为单发，呈球形或类球形，直径较大，呈白色或黄色，因含钙较少，X线平片可不显影；又因其比重较小，可漂浮在胆汁中。超声探查纯胆固醇性结石为半圆形或月牙形高回声，超声能量透过结石的深度小于结石厚度的一半。

（2）胆色素结石：主要成分为胆色素，呈松软的棕色或橘红色泥沙状。一般数目较多，X线平片常不显影，为阴性结石。超声探查胆色素性结石为全层显示的高回声，超声能量大部分可透过结石。

（3）混合性结石：主要由胆固醇、胆色素和钙盐组成。颗粒较小，表面光滑呈多面体，常为多发，因含钙较多，一般不透过X线，可显影。超声探查混合性结石时超声能量仅在结石表面浅表即衰减消失，显示为明显的月牙形强回声表面及后方声影。

2. 临床表现　当结石还是泥沙样或很软时，一般没有明显症状，或仅有轻微的右上腹不适、嗳气；只有结石长到一定大小且比较硬，因某种原因如进食引起胆道收缩，才会出现右上腹疼痛，有时呈持续性右上腹疼痛，可向右肩部或背部放射。发生梗阻时可出现右上腹绞痛，患者可有黄疸；合并感染时伴寒战、发热。部分患者绞痛发作时可引起心电图改变，谓之"胆-心综合征"。查体 Murphy 征阳性，肝区叩痛。

3. 超声表现　典型的胆囊结石具有如下3大特征：

（1）胆囊腔内高/强回声团：胆石与周围液性胆汁声阻差较大，使得胆石的边界可清楚地显现。由于结石本身的形状、结构和成分不同，其回声形态可有较大差别。结构较致密且表面较光滑的结石，表现为新月形强回声（图4-6）；结构较松散的结石，由于透声性好，全貌均可被显示，呈满月形强回声（图4-7）；数个堆积在一起的小结石可产生堆聚状强回声（图4-8）。

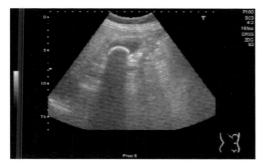

图 4-6　胆囊致密结石（新月形）及声影

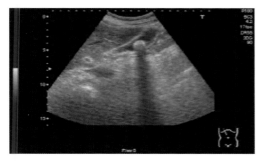

图 4-7　胆囊疏松结石（满月形）及声影

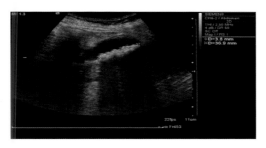

图 4-8　胆囊多发结石（堆积形、沙堆状）
及声影

（2）光团伴有声影：结石强回声后方，与声束入射方向一致的无回声暗带，即声影（图4-7）。它是结石对声能的吸收及反射的综合效应。典型的声影对确定胆结石比强回声更具有特异性。直径

0.3 cm 以下的小结石，由于腹部探头声束波长原因产生绕射，声影不明显。

（3）光团随体位改变而移动：由于结石的比重与胆汁不同，患者体位变动时结石会迅速或者缓慢移动，这点对诊断胆结石的准确性接近100%，也用于与胆囊新生物的鉴别诊断。部分患者的结石与胆囊壁有轻度粘连，探头加压振动有可能使其分离。

4. 非典型胆囊结石的声像图表现

（1）充填型结石：位于胆囊窝的正常胆囊液性透声腔消失，胆囊轮廓的前壁呈弧形或半月形光带，胆囊腔被不规则的强回声及后方的宽大声影取代，至胆囊的后壁完全不显示。这种现象简称为"囊壁结石声影三合征"，即"WES"征（图4-9）。注意不要与肠气回声相混淆造成漏误诊。

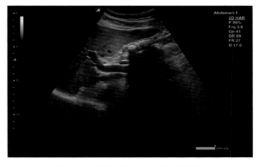

图 4-9　胆囊结石（充填型）

（2）胆囊颈结石：当结石嵌顿于胆囊颈部时，由于胆囊壁螺旋皱襞与结石紧密接触，其间无胆汁衬托，强回声减弱，声影混淆，检查者若不留意，容易漏诊，需多切面扫查，通过胆囊肿大和颈部的

声影进行诊断；若颈部结石尚未嵌顿，周围有胆汁衬托，在横断面上出现"靶环"征，则较易诊断（图 4-10）。

确认胆囊切除术后，在胆囊窝内发现类圆形无回声，一般腔很小，腔内见强回声，伴声影。

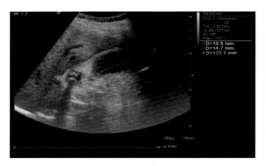

图 4-10　胆囊颈结石（声影区）并急性胆囊炎

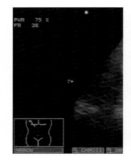 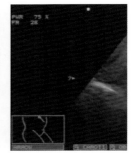

图 4-11　　　　　　图 4-12

胆囊泥沙样结石（两图为同一个患者，左图为平卧位，右图为左侧卧位，胆囊内泥沙结石向重力方向移位并铺平）

（3）胆囊泥沙样结石：泥沙样结石沉积在胆囊最低位置，呈层状分布的强回声带，后方有弱声影，如颗粒较粗或沉积较厚时，不难诊断；如结石细小、沉积层较薄时，可能无明显声影，仅表现为胆囊后壁较粗糙，回声稍增强，极易与胆囊后壁的增强效应相混淆。需借移动体位，实时观察结石的移动，对诊断泥沙样结石有较大的帮助（图 4-11、图 4-12）。

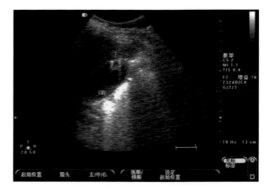

图 4-13　胆囊壁间结石
（后方伴"彗星尾"征，箭头所指）

（4）胆囊壁间结石：在胆囊壁上附着一个或多个强回声光点，其后方伴有"彗星尾"征，改变体位时不移动（图 4-13）。胆固醇性息肉也表现为囊壁强光斑并"彗星尾"征，且相较胆囊壁间结石常见，所以胆囊壁间结石超声诊断较少。

（5）胆囊切除术后胆囊颈管扩张伴结石：胆囊切除后，残存的胆囊管膨大，再生结石（图 4-14）。超声图像表现为

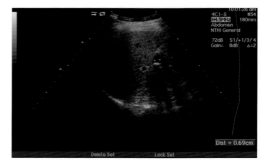

图 4-14　胆囊切除术后胆囊管扩张伴结石
（声影区）

5. 鉴别诊断

依据声像图显示胆囊内的强回声并伴有声影，及随体位改变而移动的特点，可以对绝大多数胆囊结石作出正确诊断，其准确性在 95% 以上。对不典型结石应注意排除假阳性和假阴性的干扰。

二、胆管结石

胆管结石（stones in the bile duct）临床比较常见，占胆系结石发病率的一半以上，其发病机制与人体代谢、寄生虫及慢性炎症密切相关，极易引发梗阻性黄疸。依发生部位不同可分为肝外胆管结石和肝内胆管结石。

（一）肝外胆管结石

肝外胆管结石是指位于肝总管和胆总管的结石，约占胆系结石的 50%。临床表现是在发病之初，以上腹部阵发性绞痛为主，有胆道感染者出现寒战、发热，24 小时后出现黄疸，重症可致中毒性休克而危及生命。少数患者特别是老年人在结石静止时，无明显症状或仅有轻度的上腹不适。

1. 病理概要　肝外胆管结石分为原发性与继发性两种，前者为在肝外胆管内形成的结石，后者为源自肝内胆管或胆囊内的结石。发生结石时，肝外胆管呈不同程度的扩张，胆管壁由于结石反复刺激，产生炎症充血、水肿、增生以至纤维化增厚，在超声声像图上表现为扩张的、厚壁强回声的胆管壁回声，内部可见数量不等的结石高强回声光团。结石在胆管内可移动，亦可发生嵌顿而导致完全性梗阻，引起黄疸、化脓性胆管炎，严重者出现夏柯综合征，即上腹绞痛、黄疸、高热、寒战。

2. 超声表现

（1）肝外胆管扩张：与门静脉主干形成"双筒猎枪"征（图 4-15）。扩张的胆管壁可增厚，回声增强，内壁欠光滑。结石部位在胆囊管以上胆管者（肝总管）胆囊不大，结石在胆囊管以下胆管者（胆总管）可引起胆囊增大，结石在胆总管末端则可以引起整个胆道系统的扩张。

（2）管腔内出现形态稳定的高/强回声光团，与胆管壁间分界清楚。

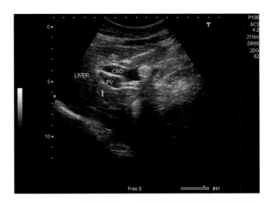

图 4-15　胆总管结石（强光团处）并扩张呈
"双筒猎枪"征
（CBD：胆总管；PV：门静脉；LIVER：肝）

（3）光团后方可见声影。

（4）部分胆管扩张明显的患者，在改变体位时强回声团可移动。

3.鉴别诊断

超声显像对肝外胆管结石诊断的准确率为80%～90%。胆总管下段结石需与十二指肠气体、蛔虫残骸和回声较强的胆管肿瘤相鉴别，其方法可通过多切面扫查，十二指肠气体形成的强回声形态不固定，周围无连续性管壁回声；蛔虫残体有节段性的"等号"样回声；肿瘤后方无声影，胆管壁连续性被破坏。CDFI以及超声造影对于肿瘤具有较高的鉴别诊断价值。

（二）肝内胆管结石

临床上此病多数无自觉症状，结石较多且位置较低的可出现肝区和胸背部深在的持续性隐痛。当发生化脓性胆管炎时，出现寒战、发热、肝区触痛，黄疸较轻或不出现黄疸。

1.病理概要　肝内胆管结石全部为以胆色素为主的混合性结石，好发于左右肝管汇合区、左肝管及右后叶胆管等常多发，严重者可致胆管炎性脓肿，胆管狭窄、肝实质萎缩、纤维化。

2.超声表现

（1）肝内沿胆管分支走向出现圆形（图4-16）、泥沙样、条索状、柱状、树枝状、铸形（图4-17）高、强回声光团，结石数量不一，泥沙样及团块样可随体位轻微移动，条索样、铸形结石数量大，填塞肝内胆管，无移动性，胆管内通常无胆汁暗区。

（2）大多数光团后方伴有声影，部分结石质地松散混合炎性渗出，声影不明显，仅表现为中等回声团块或条索样。

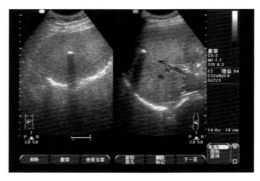

图4-16　肝内胆管结石（单发圆形）

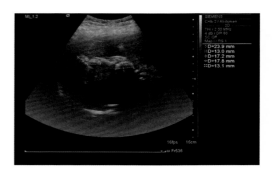

图4-17　肝内胆管结石（多发性条索状、柱状、树枝状、铸形）

（3）当有淤积的胆汁充盈在肝内胆管时，可见光团出现在扩张的胆管内，结石周围有宽窄不等的无回声暗区，胆管前后壁的亮线清晰；若胆管内无淤积的胆汁，则胆管壁界线显示不清，此时注意伴行的门静脉分支，有助于判断。

（4）光团远端小胆管轻-中度扩张，形成"平行管"征（图4-18）。

（5）超声对肝内胆管结石的诊断准确率在95%以上，既往胆管手术病史造成肝内胆管积气时，气体强回声对结石诊断造成一定程度干扰。需要有经验的超声医生比对形态及其他间接征象加以判读。部分对 CT 不显影的胆管结石，超声也能清楚显示，目前已成为胆管结石的首选诊断方法。

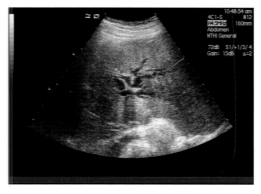

图 4-18 肝内胆管扩张，"平行管征"（箭头所指）

3. 鉴别诊断 肝内胆管结石有时需与肝内胆管积气相鉴别，后者多有手术史，强回声形态不稳定，气体比重较小，始终位于胆管腔的上方，呈薄层状、连续或断续的强回声，细小胆管内为分布均匀的短等号征，可随体位改变发生轻微移动，后方常有"彗星尾"征。

（三）胆管扩张的超声表现

（1）肝内胆管扩张：在正常情况下，目前包括超声在内的各种影像学对于二级以上的肝内胆管尚难以显示清楚。正常左右肝管内径一般小于 2 mm，或小于伴行的门静脉的 1/3，若大于 3 mm 则提示有胆管扩张。如内径在 3 ~ 4 mm 可定为轻度扩张，5 ~ 6 mm 为中度扩张，7 mm 或以上为重度扩张。此时扩张的胆管腔内呈无回声暗区，CDFI 显示无血流信号。由于二级以上的正常肝内胆管一般情况下显示不清楚，故二级以上末梢支肝胆管内径显示达 2 mm 即应考虑为轻度扩张而需予以重视；如超过伴行门静脉支的 1/3 宽度，或达到其宽度呈"平行管"征时，则应认为肝内胆管有扩张。

重度扩张时，管腔扩张明显超过伴行的门静脉支或压迫使之显示不清呈树叉状或呈放射状、"丛状"向肝门部汇集，扩张的胆管后方回声增强、管壁不规则、管道多叉、一直延伸到肝脏周边。上述情况多见于恶性肿瘤引起的阻塞，尤其是位于高位肝门处者。

（2）肝外胆管扩张：肝外胆管上段内径测值：正常人胆总管内径 ≤ 6.0 mm，>7.0 mm 提示肝外胆管扩张，但有胆囊切除或胆系手术史的患者除外，因其上段测值常可在 7.0 ~ 10.0 mm。肝外胆管内径 >11 mm 为明显扩张，尤其脂餐后，胆管内径仍 >10 mm 对于确定肝外胆管存在梗阻性病变较为可靠。扩张的肝外胆管多为均匀性扩张，与伴行的门静脉内径相近时，呈两条平行的管道，称之"双筒猎枪"征。

实验研究显示，肝外胆管发生梗阻后，胆管的扩张先于黄疸的出现，其理论基础是胆管梗阻压力升高时先引起管道扩张，后在压力进一步升高导致胆汁逆流时才出现临床黄疸，为"无黄疸性胆管扩张"，该现象可见于肿瘤早期或结石不全梗阻状态时。

（四）胆道梗阻部位的判断

检查时应观察下列指标：①肝内胆管有无扩张；②单侧或双侧的左、右肝胆管有无扩张；③肝门处胆管有无扩张；④胆囊有无肿大；⑤胰管有无扩张。

根据上述观察指标，判断梗阻所在部位（图 4-19），其要点如下：

（1）肝门处胆管正常或不显示，而肝内胆管或左、右肝管仅一侧扩张提示肝门部梗阻。

（2）胆总管扩张提示胆道下段梗阻（扩张长度 >3.5 cm，如 >9 cm 提示在胰腺部及乳头部）。

（3）仅有胆囊肿大，而胆管正常，提示胆囊颈管阻塞或胆囊本身有病变。

（4）一般情况下，胆囊肿大提示其胆囊管开口处以下梗阻，不肿大则为开口处以上梗阻。

（5）胆管全程扩张，同时有胰管扩张，则提示十二指肠 Vater 壶腹部水平阻塞。

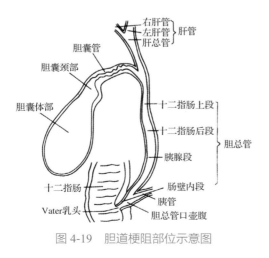

图 4-19　胆道梗阻部位示意图

（五）阻塞性黄疸病因的鉴别诊断

阻塞性黄疸 90% 以上是由结石、胆管癌、胰头部肿瘤引起的，由于结石和肿瘤的性质完全不同、治疗方案和预后不同，故鉴别诊断显得尤其重要。此外，还有炎性胆管狭窄、胆管血栓、胆管癌栓等少见梗阻病因，其鉴别要点如下：

（1）胆管结石：黄疸发生的时间较短，多有腹部绞痛史，声像图表现为形态较规则的强回声团位于扩张的胆管腔内，后方有声影，与胆管壁之间分界清楚，扩张程度相对较轻；尤其是小结石所致的胆道不全梗阻，在发病初期或缓解期，肝外胆管可无明显扩张。

（2）软组织肿瘤：黄疸为渐进性，多无腹部绞痛史，声像图多为中等回声或弱回声团，其形态不规则，后方无声影，不移动，恶性病变者与胆管壁分界不清，或胆管壁连续性中断、残缺，胆管呈进行性扩张，持续性加重，即重度胆管扩张征象，此情况多见于恶性肿瘤引起的阻塞。

（3）胆管癌栓：病灶呈强至等回声，条索状，不移动，肝内或近端胆管内有肿瘤病灶。

（4）胆管血栓：有胆道出血的临床表现，超声表现与胆管癌栓相似，但病灶更大，回声不均。

另外，扩张胆管的病理征象也有助于鉴别诊断：诸如扩张胆管形状，均匀扩张者为胆道阻塞；囊状或节段性柱状扩张者多为先天性异常，如先天性胆总管囊肿和 Caroli 病；胆管壁的异常，炎症时管壁毛糙增厚、范围广；肿瘤时多呈局限性管壁增厚、狭长、堵塞；扩张胆管腔内的异常，胆管结石及胆道蛔虫有特异征象，炎症时可出现絮状沉积物回声，肿瘤者呈乳头状实性光团、移动体位不变形等。

需要注意的是，堆积状或泥沙样结石、胆泥或陈旧性、炎性胆汁团后方可以呈无声影而类似软组织肿块；而有时胆管癌与胆管结石并存，或少数胆管癌出现较弱的声影，以及个别的胆道积脓也可出现类似结石的回声及声影，从而导致与结石鉴别困难。此时可通过 CDFI 检测血流信号，以及超声造影观测病灶有无增强，或是经腔内超声探查等方法加以鉴别。

超声诊断阻塞性黄疸的临床价值：为首选方法，超声图像能清楚显示扩张的肝内胆管、肝外胆管、胆囊的肿大以及胰管扩张，对于梗阻部位的判断可达到 95% 的准确率，病因诊断符合率达 70% ~ 80%。近年来随着介入性超声的发展和广泛应用，超声引导下经皮肝穿刺胆管造影（PTC）、置管引流（PTBD、PTCD）及经皮肝穿刺胆管取石术（PTCL）等诊断和治疗性技术，为临床提供了良好的帮助。

（六）肝内胆管结石相关的肝超声改变

肝内胆管结石病史较长时、病情较重时，出现胆管的完全梗阻，引发胆汁淤积合并感染，胆管壁发生炎症、水肿、增生纤维化，超声表现为胆管壁增厚，回声增强。结石区域的肝组织（肝叶或肝段）受累、纤维化，超声显示实质回声增粗，肝段、肝叶萎缩，导致肝形态异常，比例失常。

第四节　超声引导 PTCL 的核心意义

肝脏、胆道超声的重点在于肝内胆管与门静脉之间的走行关系，二者同属于 Glisson 系统内的管道，自始至终伴行。左、右肝管及胆总管一般位于门静脉右前上方，二级胆管及以下二者位置则相对不固定，有时门静脉位于肝内胆管前上方。所以超声定位、引导 PTCL 的核心意义在于确定、清理穿刺通道，使得直线穿刺路径上没有门静脉及肝静脉血流信号。超声探查灵活多变，选择不同的体表探查位置、轴向及侧向偏转等，能够成功地规避门静脉及肝静脉，顺利地穿刺到靶向胆管，建立取石通道，为外科的顺利取石提供保障。

这个规避可以理解为两种情况：

（1）当门静脉血流位于扩张的肝内胆管正前方时，超声医师侧向移动或者适度旋转超声探头，将门静脉血流信号偏移出穿刺路径，仅保留侧旁扩张的胆管图像即为清理穿刺路径。此时依据胆管的扩张程度，可以嘱咐麻醉医生进行呼吸暂停辅助。为保证穿刺精度和一次成功率，穿刺较细胆管时（胆管扩张约3 mm）通常需要呼吸暂停配合。呼吸暂停的时机就是胆管显示完整、清晰时。

（2）当门静脉血流位于穿刺胆管正后方时，将门静脉血流信号偏移出胆管切面。虽然门静脉血流不在穿刺路径上，但是穿刺完毕后，放置导丝，逐步扩张胆道时，经验不足的手术医生缺乏手感或深感觉，没有超声实时监测的情况下，存在一定盲目性，有可能扩张深度超过穿刺深度，导致胆管撕裂及刺破对侧胆管壁，损伤其后方门静脉，引起出血、胆管－血管瘘等，造成危险。

超声引导下行 PTCL 较 C 臂机 X 线及 DSA 引导存在巨大的优势。首先，超声便携、精准、高效、无辐射；其次，超声能够实时引导，与穿刺、扩张通道、取石等同步进行，及时发现并帮助解决手术中出现的问题，一步到位；最后、超声能够于穿刺路径上实时动态进行微调清理，准确穿刺到目标胆管，能够有效地避免损伤肺、门静脉及分支、肝静脉及分支、下腔静脉等重要组织、器官，从而避免导致气胸、出血等。

（周兴华）

参考文献

［1］Lin-Na Liu,Hui-Xiong Xu,Ming-De Lu,et al. Contrast-enhanced ultrasound in the diagnosis of gallbladder diseases: a multi-center experience［J］. PLoS ONE, 2017, 7（10）: e48371. doi:10.1371/joumal. pone.0048371.

［2］Sharma MP,Ahuja V. Aetiological spectrum of obstructive jaundice and diagnostic ability of ultrasonography: a clinician's perspective［J］. Tropical gastroenterology: official j Digestive Diseases Foundation, 1999, 20（4）: 167-169.

［3］任卫东，常才．超声诊断学［M］.3 版，北京：人民卫生出版社，2013:238-254.

［4］周锋.B 型超声在胆系结石中的应用价值［J］.影像研究与医学应用，2017, 1（12）: 137-138.

［5］韩兴权，万登敏，刘玲，等.超声在肝外胆管结石定位诊断中的临床应用［J］.中国超声医学杂志，2006（8）: 610-612.

［6］吕扬平，李新新.超声对肝内胆管结石与肝内钙化灶的鉴别诊断［J］.中国超声诊断杂志，2006（2）: 102-104.

［7］邱洁，宋永利 . 肝内胆管结石的超声诊断价值探讨［J］. 临床超声医学杂志，2005（2）：136.

［8］崔海峡，汤颖，任江萍 . 超声引导下经皮经肝胆管置管引流术对梗阻性黄疸患者术后恢复情况的影响观察［J］. 实用医学影像杂志，2019，20（1）：98-100.

［9］文卫锋，张利，孔小锋，等 . 彩色多普勒超声引导下经皮经肝穿刺胆道引流术序贯数字减影血管造影透视下胆总管支架植入术治疗梗阻性黄疸 40 例体会［J］. 实用医学影像杂志，2015，16（1）：41-43.

［10］米莉晓，孙建南，赵恒宇，等 . 影像学方法鉴别胆囊结石成分的研究进展［J］. 中国临床医学影像杂志，2018，28（3）：215-217.

第五章

CT 检查在 PTCL 中的应用

第一节　胆管结石的 CT 成像原理

掌握胆管结石的计算机 X 线断层扫描（computed tomography, CT）成像原理，需首先了解CT的产生、发展及成像原理。

一、CT 的产生与发展

CT 是计算机控制、X 线成像、电子机械技术和数学科学相结合的产物。其基础思路基于：① 1917 年波希米亚数学家 Radon J. H 用数学原理证明的可通过物体的投影集合来重建图像；② 1963 年美国物理学家 Cormack A. M. 探索出了用 X 线投影数据重建图像的数学方法。Radon J. H 及 Cormack A. M. 的研究共同奠定了 CT 产生的数学基础。

1971 年 10 月，英国工程师 Hounsfield G.N. 设计并扫描出第一幅具有诊断价值的头部 CT 图像，宣告世界第一台 CT 扫描机的研制成功。CT 扫描机的诞生是 X 线影像技术发展史上的一个里程碑，它很好地解决了 X 线摄影的影像重叠问题，获得了真正的人体横断面图像，而且图像密度分辨率高，能清晰显示软组织器官的解剖结构。CT 机的应用开辟了医学影像诊断领域的新时代，Hounsfield 与 Cormack 因此获得了 1979 年的诺贝尔生理学或医学奖。

CT 一经问世，便进入了发展的快车道，相关技术不断更新和改进，特别是滑环技术、多排探测器、多个数据采集系统的应用，使得球管的运行实现了单向连续转动，旋转一周可以获得多幅图像，同时使图像具有更好的密度分辨率和空间分辨率、更快的扫描速度、更大的扫描容积和更高的经济效率比，使得 CT 的临床应用范围不断扩大，在全身各系统疾病中发挥着重要作用。

CT 的发展过程大致分为普通 CT、单层螺旋 CT、多层螺旋 CT、能量 CT

等阶段，目前普通 CT 和单层螺旋 CT 已基本退出历史舞台，多层螺旋 CT 广泛应用在大多数医院，能量 CT 在小部分大型医院有开展。

二、CT 的成像原理

目前，国内外主要是多层螺旋 CT 及能量 CT 的临床应用，以下简述两者的成像原理。

（1）多层螺旋 CT 的成像原理：多层螺旋 CT 的成像原理是利用了 X 线衰减特性成像。成像过程为：产生 X 线—收集数据—处理数据—显示图像。CT 球管产生的 X 线经准直器校准、穿过被检体后，由探测器接收被衰减后的 X 线，并通过数据采集系统进行模数转换，转换后的数据由计算机重建成横断面图像，最后由显示器显示图像。

不同的物质有不同的密度，CT 成像基础就是依据组织间的密度差异，图像的黑白灰度反映的是对 X 线吸收值的不同。物质的密度越高，X 线吸收越多，透过物质的 X 线越少，该物质的 CT 值越高；反之，物质的密度越低，X 线吸收越少，透过物质的 X 线越多，该物质的 CT 值越低。

（2）能量 CT 的成像原理：目前，在 CT 能量成像技术的扫描环节有很多种技术，在理论上有单球管不同电压两次扫描法、单球管电压快速切换法、"三明治"探测器法、双源法等。但在临床

工作实践中能够使用的只有三种技术，即单球管不同电压两次扫描法、单球管电压快速切换法和双源法。

（3）CT 能量成像技术：CT 在两种能量的 X 线条件下（最主要是电压的变化）分别对被照射物质进行成像，利用被照射物质在不同电压条件下产生的 X 线衰减值的差异性在二维能量空间内对被照射物质进行定位和成像显示，从而可实现对被照射物质的识别、定性和定量分析，提高 CT 图像质量，减少 X 线辐射剂量等应用。无论采用什么样的 CT 能量成像技术，获取被扫描物质在两种能量 X 线条件下的不同 CT 值是进行 CT 能量成像应用的前提。在获取了被扫描物质在两种能量 X 线下的 CT 值后，被扫描物质就可以在二维能量空间内被定位，然后利用医学图像处理方法学中的数学方法就可以实现对被扫描物质的识别、定性和定量分析。换句话说，单源 CT 是在一维空间内（单一管电压）获取处理信息，而能量 CT 成像技术是在二维空间内（高低两种管电压）获取处理信息。

三、胆管结石的 CT 成像原理

胆管结石常在腹部螺旋 CT 检查中发现。CT 球管产生的 X 线经准直器校准、穿过腹部不同脏器后，由探测器接收被衰减后的 X 线，并通过数据采集系统进行模数转换，转换后的数据由计算机重

建成横断面图像，最后由显示器显示图像。因胆管结石以高密度多见，与周围组织密度相差常较大，故 CT 一般能较好地显示胆管结石；若结石表现为等密度或低密度，通过观察结石以上的胆管扩张等间接征象有助于诊断。

目前 CT 能量成像技术较少应用在胆管结石上，国内外的相关文献较少。文献报道，使用能量 CT 成像技术可提高等密度胆管结石的检出率，但在小胆管结石的检出率方面有一定的局限性，主要原因是：①需要专门的硬件设备；②需要至少 120 kV 的管电压才能充分实现光谱分离。

第二节 胆管结石的 CT 图像特点

临床诊治肝胆疾病中，明确胆管有无结石具有重要意义，影像学检查方法和条件应用适当的话，大多可以作出明确的诊断，其中 CT 检查对胆管结石的发现有重要的作用。

一、解剖学

"胆管树"由一管道系统所组成，该系统可收集肝实质产生的胆汁并将其引流至十二指肠降段。习惯上将其分为肝内和肝外两部分。肝内胆管由胆小管所形成，它们相互汇聚形成段胆管，这些段胆管在肝门附近汇合成左、右肝管。肝外胆管由左、右肝管，肝总管，胆囊管和胆囊以及胆总管所组成。左、右肝管融合形成肝总管，肝总管下行约 3 cm 后，以尖锐的夹角加入右方的胆囊管形成胆总管。胆总管与胰管汇合后形成肝胰壶腹一起进入十二指肠降段，偶尔可见胆总管及胰管各自分别进入十二指肠（图 5-1）。

二、病理概要

胆管结石是由不同成分的胆固醇、胆色素和钙盐组成。根据结石不同的化学成分可分为以下五种：

（1）胆固醇结石：胆固醇结石多为单发，呈圆形，往往较大，剖面可见粗糙的胆固醇结晶体呈放射线状排列。

（2）胆色素结石：胆色素结石常为多发，呈黑色，形如桑葚状颗粒，小而无一定的形态。

（3）胆固醇和胆色素混合结石：胆固醇和胆色素合并组成的结石，其中心为胆固醇，周围为成层的胆色素和胆固醇。

（4）含有钙盐的混合性结石：一般为多发，可以是分叶状或多面状如石榴籽样，其剖面多成层，往往可有裂隙产生。

（5）滞积性结石。滞积性结石可为

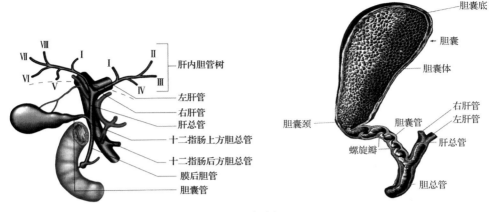

图 5-1　解剖图

摘自：Susan Standring. 徐群渊，译 . 格氏解剖学［M］.39 版 . 北京：北京大学出版社，2008.

单发或多发，多见于胆管内；这种结石大多是在胆囊内形成，然后移入胆管，但偶尔可在胆管本身内产生，多伴有不同程度的胆管梗阻，它们的形态不一，大多是由胆色素和胆固醇组成，一般含钙盐很少。

三、分类

根据胆管结石成分不同，可分为胆固醇结石、胆色素结石、胆固醇和胆色素混合结石、含有钙盐的混合性结石、滞积性结石如上述。

根据胆管结石的密度高低不同，可分为高密度结石、等密度结石、低密度结石、混合密度结石。胆管结石的直接 CT 表现与结石的成分密切相关。成分不同，则 CT 表现不同。CT 值与胆固醇含量呈负相关，与胆红素和钙含量呈正相关，即胆固醇成分越多，CT 值越低，密度越低；胆红素和钙含量越高，CT 值越高，密度越高。与西方国家多见于胆固醇类结石不同，我国的胆管结石以胆色素类结石常见，但近年胆固醇类结石的发病率有上升趋势。根据结石发生的位置不同，分为肝内胆管结石、肝外胆管结石，肝内胆管结石常常合并肝外胆管结石。

根据胆管结石的起源不同，可分为原发性和继发性，前者指结石原发于胆管系统，后者指胆囊内的结石迁移至胆管所致。国内大多数是原发性的，国外大多数是继发性的。

四、影像学检查的选择

肝内胆管结石的诊断主要依赖形态学的检查手段，影像学检查是主要手段，目前用于肝内胆管结石诊断的主要影像检查包括超声、CT、磁共振成像（magnetic resonance imaging，MRI）及磁共振胆胰管造影（magnetic resonance cholangiopancreatography，MRCP）。另外经皮肝穿刺胆管造影（percutaneous transhepatic cholangiography，PTC）、经内镜逆行性胰胆管造影术（endoscopic retrograde cholangiopancreat tography，ERCP）有时也用于肝内胆管结石的诊断，但都有一定的局限性。临床上需要明确结石的部位、大小、数量和分布情况以及胆管狭窄的部位及程度，从而进行定位诊断，并结合患者肝功能状况、括约肌功能、有无肝胆管炎发作、有无梗阻性黄疸、有无肝门部胆管狭窄、有无门静脉高压症和脾肿大等综合因素制订手术方案。但由于肝内胆管结石的分布广泛同时合并不同程度的肝胆管狭窄和肝脏毁损性病变，上述各种影像学检查手段各有优缺点。常需几种影像学检查方法的综合运用才能作出较为全面的诊断。目前尚无一种理想的诊断方法能够对结石大小、数量和分布、胆管狭窄程度和长度、肝脏病理形态以及胆管和血管的关系作出系统、全面地诊断。

CT 检查由于其放射性特性，可发现不透光结石，但透光结石或泥沙样结石会有遗漏，可发现胆管扩张、肝脏萎缩、肝占位等征象，除了检查医生可读片外，临床医生也能亲自阅读影像，提供大量有用信息，观察结石分布区域，指导手术方案选择，为手术切除病灶大小、范围提供非常有价值的参考。目前临床主要应用的 CT 三维可视技术对于术前诊断及治疗、随访，都具有极高的价值。

PTC 及 ERCP 因是侵入性检查手段，容易出现并发症，其造影的功能已被 MRCP 代替，目前多用于治疗；据研究 MRI 多序列扫描结合 MRCP 对于肝内胆管结石并胆道梗阻的整体确诊率为94%。对不同位置结石确诊率为：肝左叶确诊率96.7%；肝右叶确诊率87.5%；左右肝内胆管均有结石确诊率91.7%，诊断结果与手术确认结果相比，差异无统计学意义。

超声检查因其便捷无创，多成为临床诊断的首选，虽能显示胆道系统的扩张，但对病变的性质诊断价值有限。CT和 MRI 检查对胆道系统扩张程度的判断、梗阻部位及病变性质的诊断均能提供较多、较好的图像信息，是现在临床最重要、最普遍的检查手段。MRCP 能较直观地显示胆管树及梗阻部位，但对管壁及周围情况显示不佳。同时由于胆管内胆汁稀少或经血管途径进入的造影剂难以直接显示胆管，因此，上述检查方法均不能准确涵盖结石分布、定位和胆管狭窄的定位以及胆管树的显示。

以肝脏、胆道三维可视化、3D 打印、虚拟现实、三维可视化技术建立了一种新型的自动化预处理腹部器官组织序列图的模板匹配算法，实现了四期图像同步分割和同步立体可视化显示，其模型清晰，立体显示结石在肝胆管的部位、大小、形态、分布及伴随的胆管状态，及其与门静脉、肝动脉、肝静脉的空间解剖关系，应用于临床后可有效降低肝胆管结石的术后残石率、胆管炎的复发率。故目前临床上多建议当上腹部超声检查诊断为肝胆管结石后，如需行手术治疗，术前可应用三维可视化技术对详细病情进行精准评估。

五、胆管结石的 CT 表现

（一）肝内胆管结石

1.直接征象　结石形态多种多样、大小不一，以管状、不规则状为常见，典型者在胆管内形成铸形结石，其密度与胆汁相比从低密度到高密度不等，国内以高密度结石为多见（图 5-2、图 5-3）。

2.继发征象　结石位于肝内较大胆管者，远端的分支可见梗阻性扩张；合并感染时，长期反复发作可引起段或叶的肝脏纤维化和萎缩，部分病例 CT 表现与肝内的胆管细胞性肝癌相似，有些病例需要与肝门胆管癌鉴别，临床病史和增强扫描技术对鉴别诊断有一定的帮助；可同时合并胆囊结石、胆囊炎、胆总管结石等。

（二）肝外胆管结石

国外患者的肝外胆管结石大多从胆囊迁移而来，而国内以原发性肝外胆管结石居多。继发性胆总管结石以胆固醇类混合结石居多，胆固醇成分占 73% ~ 85%，CT 多表现为等密度或低

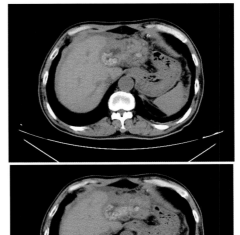
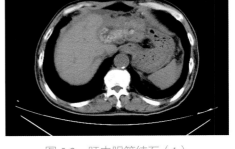

图 5-2　肝内胆管结石（1）

患者男性，67 岁。发现皮肤黄染、发热。肝左叶肝内胆管多发高密度结石，继发远端的胆管扩张，肝左叶萎缩。

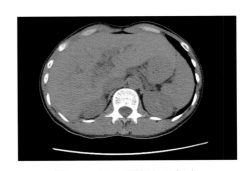

图 5-3　肝内胆管结石（2）

患者女性，47 岁。肝左外叶肝内胆管稍高密度结石，继发远端胆管轻度扩张。该肝内胆管结石容易漏诊，结合结石远端胆管扩张有助于发现病灶。

密度。原发性结石主要是胆色素类混合结石，CT 多表现为高密度。由于这种特点，加之 CT 具有很高的密度分辨率，有人统计，CT 诊断胆总管结石的准确性为 82% ~ 90%，准确性的高低与结石成

分有关。结石密度越高越容易发现，若为等密度或低密度则容易漏诊。肝外胆管结石的位置一般较低，多位于胆总管下段，结石水平以上的肝外胆管和（或）肝内胆管一般可见不同程度的扩张。

根据结石的密度、大小、在管腔的位置，可见以下表现。

（1）胆总管内高密度影：可充满整个管腔，周围无低密度胆汁影；或周围环绕低密度胆汁影，形成高密度靶征；或低密度胆汁以新月形围绕高密度结石，形成高密度半月征。

（2）腔内显示软组织密度影：周围极低密度的胆汁环绕（靶征）（图5-4）。

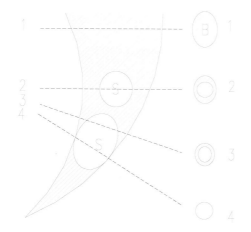

图 5-4　胆管结石靶征示意图

虚线表示扫描切面，B 表示胆管，S 表示结石，2 及 3 表现为靶征改变。

（3）软组织密度影：占据大部分胆总管，对侧可见新月形的透亮区（"新月"征）（图5-5）。

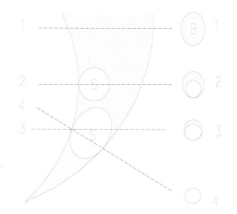

图 5-5　胆管结石"新月"征示意图

虚线表示扫描切面，B 表示胆管，S 表示结石，2 及 3 表现为"新月"征改变

（4）胆总管内中心低密度、边缘为高密度影：代表结石的中心为胆固醇成分，边缘为胆色素成分。

（5）胆总管内低密度区的中心见散在点状高密度影：代表混合性结石，中心为胆色素成分（图5-6）。

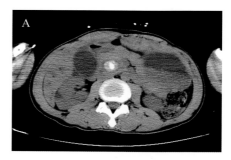

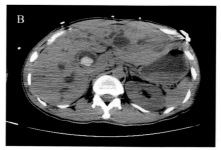

图 5-6　肝外胆管结石

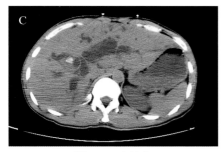

图 5-6　（续）

患者男性，40 岁。腹痛伴发热 8 小时。A. 胆总管下段见一不均匀高密度结石，几乎充满整个管腔；B. 肝总管见一高密度结石偏向一侧，周围水样低密度胆汁以半月形包绕，形成高密度"新月"征继发结石以上胆管明显扩张；C. 示肝右叶肝内胆管高密度结石，几乎充满整个管腔，结石远端胆管扩张。

以上（1）~（3）为胆总管结石的典型 CT 表现，（4）、（5）也高度提示结石可能。

然而，有时候胆总管内的结石在 CT 扫描时不能显示，特别是胆固醇结石与胆汁呈等密度或者低于胆汁密度时。对这些病例，下列 CT 表现结合临床提示胆总管结石可能：①胆总管轻到中度扩张；②胆总管在胰腺水平或壶腹部突然中断，而周围没有软组织块影；③胆管渐进性狭窄，节段性胆管壁强化无胆管壁的异常增厚提示等密度结石或泥沙样结石。对于诊断不明的病例，需要采用薄层高分辨技术。胆管下端小结石使用右侧卧位，口服水对比剂，也有助于结石的发现。特别提出的是，胰头区的高密度影不一定总是梗阻性结石，胰腺区

的淋巴结钙化、胰腺内的钙化、胰颈后方增强效果不佳的门静脉均可以被误认为结石（图 5-7）。

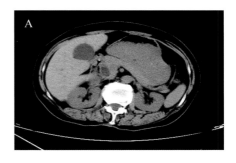

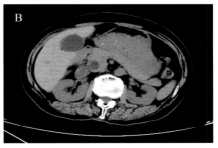

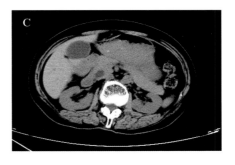

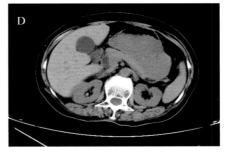

图 5-7　胆总管等密度结石

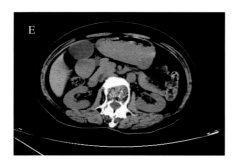

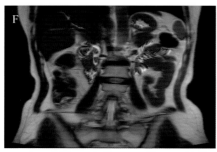

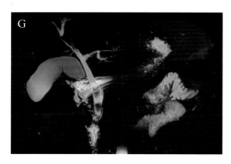

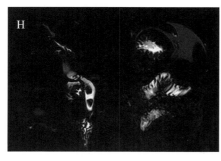

图 5-7 （续）

A ～ E：患者女性，55 岁。CT 体检发现肝总管及胆总管扩张，胆道行程未见明确高密度结石或软组织密度影；F ～ H：腹部 MRI 及 MRCP 示胆总管下段见两枚低信号结节（结石）。

下列两种情况也应注意：①胆管结石排出后，胆总管壁因弹性减退或消失，不能恢复原状，胆管系统可以保持扩张状，造成胆管梗阻的假象。肝内胆管因受肝脏保护，梗阻消除后，一般可恢复原状。测定血清胆红素，可判断有无梗阻存在。②结石引起的梗阻常为不完全性或间歇性，胆管扩张的程度有时很轻，CT 测定胆总管直径在正常范围内（<6 mm），或在临界范围内（6 ～ 8 mm），但临床上血清胆红素常有升高。综上所述，有结石史的患者，胆管扩张不一定总是意味着梗阻存在。相反，轻度结石梗阻或短期梗阻的患者，胆管也可无明显扩张。CT 表现必须紧密结合临床情况，以免误诊。

胆总管低位梗阻时，如胆总管结石的 CT 表现不明显或不确定者，要高度考虑胰头癌、胆总管癌、壶腹部癌和胰腺炎可能。超声与 CT 结合，或超声 /CT 与 PTC 结合再根据临床表现，有助于明确诊断。上述任何一项技术单独检查，胆总管结石的诊断准确度为 75% ～ 85%，结合两项以上检查技术，诊断准确率可提高到 90% 以上。螺旋 CT 由于采用容积扫描和高峰期强化扫描，可以比较客观、准确地判断胆道腔内容物有无强化，对确定梗阻的原因有一定的帮助。笔者一组资料表明螺旋 CT 诊断胆道结石准确率达 85% ～ 90%，优于常规 CT。更值得注意的是肝门胆管癌可能合并胆管结石，或在胆管结石的基础上发生胆管癌。面对这种复杂的病例，往往会注意结石而疏忽了肿瘤，常规 CT 在判断这种合并症病例时较困难，大的高密度结石可能掩盖小的肿瘤，等密度结石又往往难以与肿瘤区分。螺旋 CT 薄层扫描结合动态增强技术在鉴别这种复杂情况时优于常规 CT。

第三节　CT 在确定胆管穿刺部位中的作用和价值

由于胆管系统十分复杂且因人而异，所以胆管结石的治疗方式也较多，且各有特点，外科治疗仍然是目前的首选方案。"去除病灶、解除梗阻、取尽结石、通畅引流、防止复发"是治疗胆管结石的原则。结合患者的具体病情，合理制订治疗方案能大大提高结石的清除率、降低结石复发率，改善患者生活质量。外科治疗方式包括胆管探查术 + 胆管镜探查取石术、胆管 – 空肠 Roux-en-Y 吻合术、肝切除术、PTCL 等。下面主要探讨 CT 在 PTCL 中的作用和价值。

一、PTCL 技术概述

PTCL 是在经皮肝穿刺胆管造影术（PTC）的基础上发展而来，它是通过扩张的瘘管，利用胆道镜等技术，进行取石、碎石、扩张狭窄，疏通胆道，解除梗阻的治疗方法。具有超微创，对手术区域组织损伤小、恢复快、结石清除率高，并发症少，可反复进行等优点，同时保留 Oddi 括约肌功能。尤其适合于胆道反复术后，粘连严重者；再次剖腹或腹腔镜手术有困难，手术损伤大的患者；也适用于高龄、体弱、有基础疾病及不愿意手术的患者。

PTCL 可以根据 CT 所示胆管结石情况准确地选择穿刺靶向胆管，提高定位的精确度。

因为 CT 引导下的图像分辨率高、图像清晰（最小可见 2 mm 病灶），且有不受空腔脏器及气体干扰，与周围脏器结构关系清晰，增强后可清楚显示动静脉，并可将图像三维重建等优点，也为超声定位、引导提供重要参考。

二、三维可视化技术指导 PTCL

三维可视化技术可以清晰显示胆管结石的部位、数量、大小、形状，结石与周围血管的关系，有无胆道狭窄以及具体狭窄部位，从而可以确定胆管结石的分型，指导 PTCL 的手术入路，优化设计 PTCL 的手术预案，指导 PTCL 术中精准操作，有助于提高手术成功率和结石清除率，减少PTCL并发症的发生。因此数字医学技术在胆管结石治疗方面有着良好的应用前景，具有临床推广应用的价值。手术医生应根据每个患者的具体情况，有选择性地对复杂的胆管结石患者应用三维可视化技术。方驰华团队将三维可视化技术指导下PTCL治疗胆管结石和同期肝切除手术治疗胆管结石进行回顾性对比分析，其中PTCL组64例，肝切除组61例，通过比较，发现PTCL组在结石清除率、手术时间、术中出血、输血量、住院时间、并发症发生率方面均优于肝切除组。

1. 三维可视化技术在肝胆管结石术前影像学诊断、评估中应用 对于经超声诊断肝胆管结石，尤其是多发性、弥漫性结石的患者，应常规采集上腹部CT强化的图像数据。平扫期、动脉期、门静脉期、肝静脉期的CT图像数据的质量直接影响后续肝胆管结石三维可视化模型的准确性，决定其重建的效果。采集高质量的图像数据不仅与扫描设备有关，还与技师操作水平和扫描参数的设置有关。术前对患者进行64或256排螺旋CT扫描，采用0.625～1.250 mm层厚扫描。扫描后将图像数据传输至图像后处理工作站，并通过储存设备导出。建议临床医生与影像科医生及技师一起，优化扫描参数，采集高质量CT图像数据，为建立精准的肝胆管结石三维可视化模型进行病情评估奠定基础。将薄层CT数据经过图像工作站处理，导入三维可视化立体成像软件系统进行程序分割、重建。通过调节肝脏透明度，同时显示肝脏和肝动脉，肝静脉，门静脉的一级、二级、三级分支等结构；显示狭窄胆道和一级至四级扩张胆管；显示结石大小、形态、分布。通过对模型的旋转观察，清晰地了解各管道结构之间的空间位置关系。

进行肝胆管结石肝脏分段和体积计算的目的：一是精确定位结石部位，指导精准靶向碎石、取石术；二是对需要行肝脏切除术患者，通过术前虚拟仿真手术，选择合理方案，指导精准肝切除。既往仅根据Couinaud分段法进行肝脏分段，由于此方法是离体肝铸型的研究结果，不一定符合每例患者肝脏的实际情况，当发生变异时难以准确评估。为加强手术方案的合理制订和安全实施，可应用三维可视化技术，利用其在活体组织中展示出的血流拓扑关系，根据"每一个功能区域的肝段都是由独立的门静脉供血和肝静脉回流所决定"的原则，针对患者的肝静脉、门静脉特点，进行在体组织个体化肝脏分段体积计算。具体可参照《复杂性肝脏肿瘤三维可视化精准诊治指南（2019版）》实施，对外科治疗方案有重要指导意义。

2. 三维可视化脉管分型 根据获得的个体化肝脏、脉管、结石及腹腔血管和周围器官的三维可视化图像，观察、分析肝脏、胆管、结石和肝内血管。对于无肝脏萎缩、肥大或胆汁性肝硬化患者，三维可视化个体化肝动脉分型参照 Michels 分型。

三维可视化肝静脉分型可分为：①Ⅰ型，肝左、肝中、肝右 3 支肝静脉分别单独汇入下腔静脉；②Ⅱ型，肝左静脉和肝中静脉合成短干后汇入下腔静脉；③Ⅲ型，肝中静脉和肝右静脉合成短干后汇入下腔静脉。三维可视化门静脉分型可分为：①正常型，门静脉主干在肝门处分为左支和右支；②Ⅰ型变异，门静脉主干在肝门处呈三叉状直接分为左支、右前支和右后支；③Ⅱ型变异，门静脉主干先发出右后支，向上行分为右前支和左支；④Ⅲ型变异：门静脉右支水平分出前支和后支；⑤Ⅳ型变异：门静脉左支水平段缺如；特殊变异，门静脉左支来自右前支（图 5-8）。对于患有弥漫型肝胆管结石，发生肝脏萎缩或胆汁性肝硬化，尤其是引发萎缩 - 肥大复

合征的患者，应高度警惕由此引起的各脉管系统的病理性形态变异，例如，因右肝内胆管结石致左肝肥大、右肝萎缩后血管变异，门静脉左支粗大、右支萎缩；左肝内胆管结石时左肝萎缩、门静脉左支不显影等。此时，辨析肝脏脉管三维可视化分型对选择手术方式、降低手术并发症发生率和风险尤为重要，可根据三维可视化血流拓扑关系建立的新型肝脏分段方法（图 5-9），准确辨析实体肝脏各脉管分型、特点及其与含结石的病变肝段的关系，以此拟定精准治疗方案。对须行手术的患者，建议术前根据三维可视化血流拓扑关系建立脉管模型并进行分析，立体化、全方位、多视角动态观察肝脏各个脉管结构，注重辨析各脉管的生理性解剖，尤其是因肝胆管结石萎缩 - 肥大复合征引发的病理性解剖变异，以指导制订合理的手术方案。

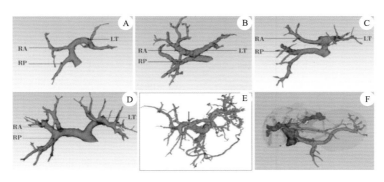

图 5-8　三维可视化门静脉分型

A. 正常型；B.Ⅰ型变异；C.Ⅱ型变异；D.Ⅲ型变异；E. 特殊变异；F. 门静脉左支粗大、右支萎缩。RA：静脉右前支；RP：静脉右后支；LT：静脉左支

摘自：方驰华、卢绮萍、刘允怡 . 复杂性肝脏肿瘤三维可视化精准诊治指南（2019 版）［J］. 中国实用外科杂志，2019，39（8）:11-19.

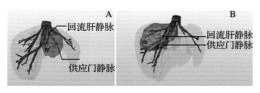

图 5-9 肝 4 段和 8 段的血流拓扑关系

A. 肝 4 段的血流拓扑关系；B. 肝 8 段的血流拓扑关系

摘自：方驰华，卢绮萍，刘允怡. 复杂性肝脏肿瘤三维可视化精准诊治指南（2019 版）[J]. 中国实用外科杂志，2019，39（8）：11-19.

3. 肝胆管结石三维可视化临床诊断及数字化分型　为方便外科医生选择合理的治疗方案，可将肝胆管结石患者的临床诊断分为 3 种情况：①首次进行外科治疗前的结石；②曾行外科治疗的结石；③合并胆汁性肝硬化的患者。对于从未进行外科治疗、一般情况较好的患者，应根据中华医学会外科学分会胆道外科学组制定的《肝胆管结石诊断治疗指南（2007 版）》，依据三维可视化评估结果，结合所在单位条件，制订手术方案，做好充分的准备工作方实施手术。对于已做过手术甚至是多次手术，且合并胆汁性肝硬化、门静脉高压症的患者，更应注意应用三维可视化技术对病情进行精准评估，并结合全身及肝脏功能，对患者制订适宜的个体化治疗方案，确保手术安全、有效。在三维可视化技术构建的立体化模型中，肝内"胆管树"和"血管树"立体形态及相互关系、结石的大小及其在各肝段胆管内的分布、胆管狭窄程度和范围、血管变异、

肝脏有无萎缩等均可得到清楚显示。在进行临床诊断时，可参考结石分布位置（location，L）、胆管狭窄（stenosis，S）、胆管扩张（distention，D）、肝硬化（cirrhosis，C）等因素对肝胆管结石进行数字化诊断分型。结合患者的不同情况，将结石分布及病变胆管的立体认识精细到肝段水平，有利于制订更加合理的外科治疗方案。应用三维可视化技术对肝胆管结石患者进行肝脏分段、脉管分型、临床数字化诊断等，有助于指导制订更加适合于患者情况的精准手术方案，并可安全实施（图 5-10 至图 5-12）。

4. 三维可视化技术指导微创外科技术治疗肝胆管结石　随着数字化微创技术的发展，在治疗肝胆管结石方面，出现了很多新的治疗方式。如需清除残余或复发的肝胆管结石，只要存在胆管支撑管或引流管，可采用三维可视化技术指导经窦道胆道镜（软镜或硬镜）靶向碎石、取石术。在临床上，肝胆管结石的诊治一直是胆道外科的难点与热点问题。目前，由于三维可视化技术能够清晰地显示结石的部位、大小和分布，胆管狭窄的部位、长度和程度，以及肝脏的整体状况，可引导精准手术的实施，其技术优势和意义已受到高度重视，正在我国逐步普及开展。对拟行外科治疗的肝胆管结石、尤其是复杂的弥漫型结石患者，建议术前对目标病灶进行三维可视化精准分析，术中进行实时导航，

术后密切观察随访，以使该项技术为患者获得精准诊治和最佳的康复效果发挥 强有力的支持作用。

（陈　淮）

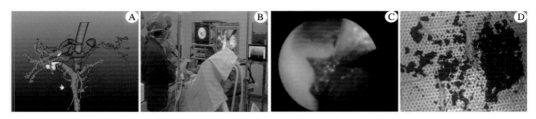

图 5-10　三维可视化技术指导腹腔镜联合胆道镜靶向碎石、取石术

A. 三维可视化技术显示结石分布、胆道狭窄与血管关系；B. 三维可视化技术指导腹腔镜手术；C. 术中气压弹道碎石；D. 手术取尽结石

摘自：方驰华，卢绮萍，刘允怡. 复杂性肝脏肿瘤三维可视化精准诊治指南（2019 版）［J］. 中国实用外科杂志，2019，39（8）：11-19.

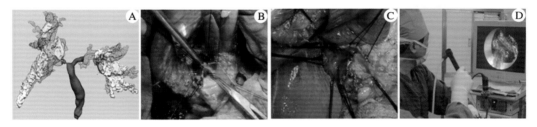

图 5-11　三维可视化技术指导腹腔镜联合胆道镜靶向碎石、取石术

A. 三维可视化技术显示右肝管及右前、右后胆管重度狭窄，左肝管相对狭窄；B. 实际手术见复杂型胆道狭窄；C. 术中行胆管狭窄整形；D. 术中对结石气压弹道碎石术

摘自：方驰华，卢绮萍，刘允怡. 复杂性肝脏肿瘤三维可视化精准诊治指南（2019 版）［J］. 中国实用外科杂志，2019，39（8）：11-19.

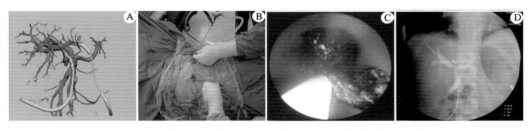

图 5-12　三维可视化技术指导经窦道胆道镜靶向碎石、取石术

A. 三维可视化技术显示结石、腹腔引流管位置和窦道走行；B. 三维可视化技术指导经窦道胆道硬镜靶向碎石、取石术；C. 术中对结石气压弹道碎石术；D. 术后造影显示无结石残留

摘自：方驰华，卢绮萍，刘允怡. 复杂性肝脏肿瘤三维可视化精准诊治指南（2019 版）［J］. 中国实用外科杂志，2019，39（8）：11-19.

参考文献

［1］冉茜，马保金．肝内胆管结石的临床诊治进展［J］.上海医药，2016，37（22）：6-9.

［2］袁超．CT引导下经皮肝穿刺胆道镜联合双频激光碎石取石治疗肝内胆管结石的疗效观察［D］.南京：南京医科大学，2018：10

［3］Nakayama F. Intrahepatic calculi: A special problem in East Asia［J］. World J Surg, 1982, 6(6): 802-804.

［4］中华医学会外科学分会胆道外科学组，肝胆管结石病诊断治疗指南［J］.中华消化外科杂志，2007，6（2）：156-161.

［5］Feng X, Zheng S, Xia F, et al. Classification and management of hepatolithiasis: A high-volume, single-center's experience［J］. Intractable Rare Dis Res, 2012 ,1(4): 151-156.

［6］陈晓鹏.新型肝内胆管结石病临床病理分型和治疗体系之我见［J］.世界华人消化杂志，2021，29（15）：835-840.

［7］张学文，杨永生，张丹．肝内胆管结石分型及治疗方法选择［J］.中国实用外科杂志，2009（9）3：790-792，795.

［8］刘允怡，张绍祥，姜洪池，等．肝胆管结石三维可视化精准诊治专家共识［J］.中国实用外科杂志，2017，37（1）：60-66.

［9］Li G, Fang CH, Fan YF, et al. A comparative study of the diagnostic accuracy of the medical image three-dimensional visualization system, MRCP, CT and US in hepatolithiasis［J］. Hepatogastroenterology, 2014 ,61(135): 1901-1907.

［10］Li HY, Zhou SJ, Li M, et al. Diagnosis and cure experience of hepatolithiasis-associated intrahepatic cholangiocarcinoma in 66 patients［J］. Asian Pac J Cancer Prev, 2012,13(2):725-729.

［11］范应方．3D技术在精准肝胆管结石外科诊治中的应用研究［D］.南京：南方医科大学，2011：36.

［12］段临涛，胡嘉涛.肝内胆管结石超声诊断及其鉴别诊断的体会［J］.现代诊断与治疗，2008，19（6）：363-364.

［13］王海燕，岳军燕，王雷.B超，腹部CT联合诊断肝外胆管结石的临床价值［J］.中国CT和MRI杂志，2020，18（10）：87-89.

［14］刘芳利，张小明，肖波，等．MRI和超声诊断肝内外胆管结石的ROC分析［J］.中国医学计算机成像杂志，2011，17（5）：459-464.

［15］Fang CH, Liu J, Fan YF, et al. Outcomes of hepatectomy for hepatolithiasis based on 3-dimensional reconstruction technique［J］. J American College of Surgeons, 2013, 217(2):280-288.

［16］Fang CH, Xie AW, Chen ML, et al. Application of a visible simulation surgery technique in preoperation planning for intrahepatic calculi［J］. World J Surg, 2010, 34(2):327-335.

［17］朱成林，黄强，刘臣海，等．肝内胆管结石手术与内镜取石的疗效对比与危险因素

分析［J］.中华普通外科杂志，2012，27（10）：781-785.

［18］陈栋，吴维剑，莫岳忠，等.经皮肝穿刺胆管造瘘电子胆道镜取石术的临床疗效［J］.腹腔镜外科杂志，2018，1（23）：64-67.

［19］吴峰，王静，李国文.CT 引导下经皮肝内胆管穿刺在胆道梗阻性病变中的临床应用［J］.医药论坛杂志，2012，33（5）：105-106.

［20］黄云较，黄小结，金珍成，等.CT 引导下经皮肝穿刺诊断和治疗的临床应用［J］.放射学实践，2006，2（6）：603-605.

［21］刘军，孟凡迎.肝内胆管结石合并胆管狭窄的处理［J］.世界华人消化杂志，2012，20（34）：3344-3348.

［22］Cheon YK, Cho YD, Moon JH, et al. Evaluation of long-term results and recurrent factors after operative and nonoperative treatment for hepatolithiasis［J］. Surgery, 2009, 146(5):843-853.

［23］杨林华，鲁佳越，王坚.不同术式治疗肝内胆管结石效果比较［J］.肝胆胰外科杂志，2011，23（6）：459-462.

［24］Kong J, Wu SD, Xian GZ, et al. Complications analysis with postoperative choledochoscopy for residual bile duct stones［J］. World J Surg, 2010, 34(3):574-580.

［25］Fang CH, Li G, Wang P, et al. Computer-aided rigid choledochoscopy lithotripsy for hepatolithiasis［J］. J Surg Res, 2015, 195(1):105-112.

［26］刘新文，程瑶，龚建平.经皮经肝胆道镜碎石取石术治疗肝胆管结石的价值［J］.临床肝胆病杂志，2019，35（7）：234-237.

［27］Wu TC, Fang CH, Liu WY, et al. 3D Reconstruction Aids Surgery For Complicated Hepatolithiasis［J］. Hepatogastroenterology. 2014, 61(131): 613-622.

［28］Xie A, Fang C, Huang Y, et al. Application of three-dimensional reconstruction and visible simulation technique in reoperation of hepatolithiasis［J］. J Gastroenterol Hepatol, 2013, 28(2): 248-254.

［29］方驰华，卢绮萍，刘允怡.复杂性肝脏肿瘤三维可视化精准诊治指南（2019 版）［J］.中国实用外科杂志，2019，39（8）：11-19.

［30］董家鸿，叶晟.我国肝胆管结石病治疗理念及模式的变迁［J］.中国实用外科杂志，2016，36（3）：261-263.

［31］方驰华，项楠.数字化微创技术在肝胆管结石诊治中的应用价值［J］.中国实用外科杂志，2016，36（3）：272-277.

第六章

MR 检查在 PTCL 中的应用

第一节 胆道结石的 MR 成像原理

随着人们生活水平的提高，胆石症已经成为目前最常见的胆道疾病，其中以胆囊结石、胆管结石最为常见。具有发病率高、病情隐匿、病程长、易反复发作等特点。胆系结石在中年女性中高发，但近年来有年轻化的趋势。临床主要表现为发作性腹痛，部分患者可无任何症状，有的偶有发热、呕吐等症状。胆管结石常见的并发症有黄疸、急性胆管炎及胰腺炎等。有研究表明，胆系结石若不进行及时治疗，结石将可能嵌顿从而导致发生穿孔、急性胰腺炎、感染性休克，甚至是癌变，从而威胁患者的生命安全。因此，胆道结石的早期诊断及治疗意义重大。

目前临床上治疗胆道结石最常用的方法还是外科手术。肝胆外科或普外科医生在选择手术方式之前对胆道结石进行准确的诊断，掌握结石的大小、位置以及胆道系统的结构异常等情况，对于手术方案的确定及提高患者手术预后以及并发症的减少具有重要意义，同时也能够有效减少对患者造成不必要的医源性创伤。目前常用的术前检查方法有经内镜逆行性胰胆管造影术（ERCP）、超声、CT、MR 等，各有其优点及不足。各种方法在不同情况下的结合使用，可以有效地提高术前对胆道结石的诊断准确率，有助于术者对手术方案的制订。

磁共振是一种核物理现象。1946 年两位美国科学家 EN Purcellu 和 F Broch 分别发现在外加磁场作用下，某些正在旋进的原子核发出一定频率的无线电波，例如氢原子核。还证明用适当的射频电波，从与外加磁场垂直的方向上对旋进的原子核进行激励，可以使旋进角增大。一旦该射频电波中止，原子核又逐渐恢复到原来位置，并发射出与激励电磁波频率相同的射频信号。他们把这一现象称为磁共振（MR）。1971 年美国学者 R Damadian 提出 MR 可以用于临床诊断。1973 年美国纽约州立大学 P Lauterbeyr 首先用图像重建技术得到 MR 二维图像。20 世纪 70 年代末期 MR 成像技术进入人体体层扫描试验阶段，先后得到人体头部、胸腹部图像。20 世纪 80 年代正式用于临床。

我们知道，原子核中的质子带正电，并不断作自旋运动，从而产生一个环形电流和磁场。磁场是一个矢量，可用磁矩表示。自然界中质子的磁矩是不规则排列的，致使互相抵消，不显磁性。当外加一个磁场后，质子沿外加磁场方向定向排列。质子定向排列也会产生一个磁场，称为感应场，其强弱和质子密度及取向有关。质子密度越大，取向排列越整齐，产生的感应场越强。各种不同的组织，如蛋白质、脂肪和水，它们的质子密度和理化环境不同，在外加磁场作用下产生不同强度的感应场，测定其大小，并用其差别成像，从而显示不同组织的特征。

磁共振检查具有多序列、多参数及多平面成像的特点，软组织分辨率高，在显示胆管结构及病变上具有显著的优势，此外它也是一种无创的、无辐射损伤的检查手段。在常规 MR 检查序列上结石信号多变，主要取决于结石的成分。在 T_1WI 序列上以低信号为主，少

数混杂信号，部分为高信号。由于在 T_1WI 序列上结石和胆汁均表现为低信号，故结石不易显示。胆囊或胆管内胆汁在 T_2WI 序列上表现为明显的高信号，结石常表现为椭圆形、圆形或不规则低信号（图 6-1B ~ E，图 6-2B ~ C 和图 6-3B ~ D）。MRCP 即为磁共振胰胆管成像，具有无创性、无须对比剂、方便快速、适应证广、准确率高和并发症少等优点。MRCP 对于肝外胆管梗阻原因诊断的敏感性较其他影像学检查高，并且对梗阻的定位准确率极高。人体内静态液体包括脑脊液、胆胰液、尿液、滑囊液及囊肿液等，其流动均非常缓慢或呈间歇性流动，因此具有较长的弛豫时间（TRs），比体内任何实质性软组织的弛豫时间约长 20 倍，采用重 T_2WI 可使静态液体和周围软组织影像形成鲜明的对比。MRCP 成像的原理是利用快速采集弛豫增强序列（rapid acquired of relaxation enhancement，RARE）获得重 T_2WI，使胆胰管内的胆胰液与周围实质性软组织和脂肪组织构成明显的对比，使含水器官显影，而周围的实质性器官的 T_2 弛豫时间短，在重 T_2 加权序列上表现为低信号，快速流动的液体由于流空现象也表现为信号缺失，呈低信号，这就为胆胰管系统鲜明地衬托在周围低信号的软组织背景上提供了影像依据。用于 MRCP 的 RARE 序列主要有稳态自由进动序列（steady state free precession

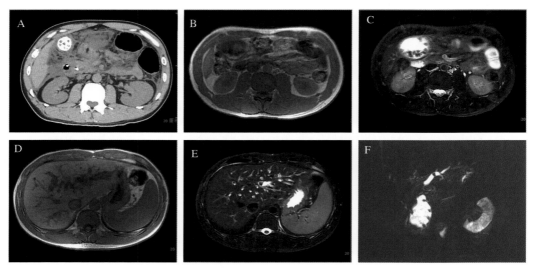

图 6-1　MR 检查

A.CT 平扫可见胆囊内石榴籽样结石；B. 横断面 T_1WI，胆囊内多发类圆形低信号；C. 横断面 T_2WI，胆囊内多发类圆形低信号，周围被高信号胆汁环绕；　D、E. 横断面 T_1WI 和 T_2WI，肝左叶胆管内低信号小结石，胆管稍扩张；F.MRCP，肝内外胆管扩张，肝左叶胆管及胆囊内见多发充盈缺损影。

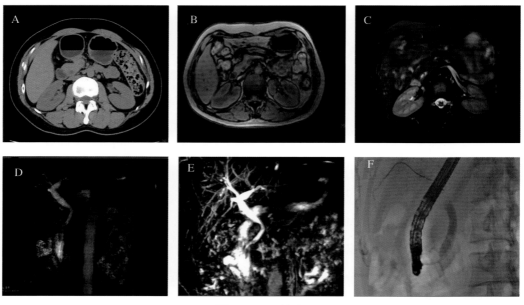

图 6-2　MR 检查

（与图 6-1 同一患者）A.CT 平扫未见胆总管内高密度结石；B、C. 横断面 T_1WI 和 T_2WI，T_2WI 上胆总管下段见一短条状低信号结石影，周围被高信号胆汁环绕；D、E. MRCP 2D 及 3D MIP 图，胆总管下段短条状充盈缺损；F.ERCP 证实胆总管下段小结石。

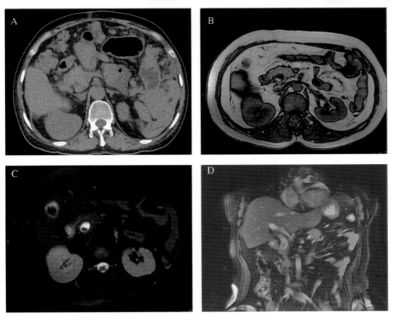

图 6-3　MR 检查（3）

（与图 6-1 同一患者）A：CT 平扫未见明显胆总管内高密度结石；B：横断面 T_1WI，胆总管可见颗粒状高信号影，周围胆汁为低信号；C、D：T_2WI 胆总管下段见颗粒状低信号结石，周围被高信号胆汁环绕。

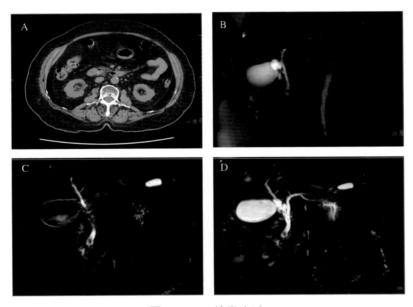

图 6-4　MR 检查（4）

A.CT 平扫可见胆总管下段高密度结石；B.MRCP 2DMIP 图，胆总管下段颗粒状充盈缺损；C、D.MRCP 3D MIP 图，胆总管下段颗粒状充盈缺损。

sequence，SSFP）、快速自旋回波序列（fast spin echo sequence，FSE）和半傅里叶采集单次激发快速自旋回波序列（half-Fourier acquisition single-shot turbo spin-echo sequence，HASTE）等。目前推崇使用的是 FSE 和 HASTE 序列成像方法，其优点是成像时间短，克服了位移伪影；采用薄层扫描，不但提高了信 / 噪比和对比度 / 噪声比，而且在很大程度上提高了空间分辨率，并可在冠状面多角度成像基础上，利用最大信号强度投影（MIP）技术对原始图像进行三维重建；同时采用脂肪抑制技术，获得与 ERCP 相似的二维或三维图像，即多方位地展示出胆胰管类似造影的优良图像，更有利于对胆胰管疾病进行诊断（图 6-1F，图 6-2D、E 和图 6-4B ～ D）。

在冠状面多角度重建的 MRCP 图像上可从多方位清晰地显示"胆胰管树"全貌，对胆系结石的信号、大小、形态、数目、梗阻部位和胆管扩张程度提供了可靠的诊断依据。胆系结石在 MRCP 上常显示为低信号的充盈缺损，"倒杯口"征、靶征和梗阻部位近端胆管扩张（图 6-4B ～ D）。部分结石伴有高信号，这与结石的结构和成分有关，色素性结石含有较多的胆泥，故在磁共振扫描时会产生较长的 T_2 值从而表现为高信号。值得注意的是，胆系小结石常受高信号的胆液掩盖而不易显露。因此对于小结石的诊断，MRCP 的原始图像可补充 MIP 重建图像的不足，因而必须着重强调在诊断胆系结石时综合观察和分析 MRCP 原始图像的重要意义（图 6-1B ～ E）。

第二节　胆道结石的 MR 图像特点

胆汁中包括四种主要的成分：胆固醇、磷脂、胆汁酸和黏蛋白。胆道结石按成分可分为胆固醇结石、胆色素结石和混合型结石。人体胆囊结石约 80% 是胆固醇结石，胆固醇结石的形成与胆汁内胆固醇代谢紊乱有着直接的关系。胆结石形成的机制比较复杂，有学者认为包括了以下几种学说：①胆汁淤积；②细菌感染；③胆汁化学成分的改变等。

胆汁成分的析出、沉淀、成核及积聚增长是胆道结石形成的主要机制。不同成分的胆结石在 MRI 上呈现不同的信号，有如下的表现：①胆固醇在胆囊内完全结晶：T_1WI 胆囊内全部为短 T_1 信号（高信号），T_2WI 胆囊内全部为稍长 T_2 信号（稍高信号），SSFSE 序列上为低信号；②胆囊内部分胆固醇结晶：T_1WI 序列上胆囊内可见胆囊底部部分短 T_1 信号

（高信号），T_2WI 序列上胆囊内可见胆囊底部部分稍长 T_2 信号（稍高信号），SSFSE 序列可见胆囊底部低信号；③胆囊内混合结晶：T_1WI 序列上胆囊内可见大部分短 T_1 信号（高信号），T_2WI 序列上胆囊内可见大部分稍长 T_2 信号（稍高信号），SSFSE 序列可见胆囊大部分为高信号；④胆囊结石：T_1WI 序列上胆囊内可见部分长 T_1 信号（低信号），

T_2WI 序列上胆囊内可见部分短长 T_2 信号（低信号），SSFSE 序列可见胆囊内低信号。MRCP 上胆囊小结石易被胆汁掩盖。胆管结石在 MRCP 图像上表现为圆形、类圆形、不规则形的低信号充盈缺损，胆汁会在其周围呈现出高信号，梗阻上方的胆管显示扩张；较小的结石表现为小的充盈缺损或胆管信号不均匀，胆管可以无扩张（图 6-2B ~ F）。

第三节　MR 及 MRCP 在确定胆管穿刺部位中的作用及价值

　　MR 及 MRCP 对于确定胆管的穿刺部位具有良好的指导作用，其优势在于：①适应证广泛；②能清楚显示梗阻两端的形态，并可测量梗阻部位至壶腹部的距离和梗阻近端肝胆管分支的状态；③三维图像可多方位显示病灶，可以显示胆道的全貌；④胆管扩张不受注入造影剂压力的影响，能准确反映管腔直径；⑤单层动态扫描可以反映胆道的蠕动情况；⑥安全无创，无严重并发症，检查成功率高，尤其是对梗阻两端的显示，有助于术前全面评估患者的病情，有利于治疗方案的选择。MRCP 检查中结合横断面及冠状面图像可以显示胆管腔内、腔外以及胆管壁本身的病变，进一步明确梗阻原因。同时断层图像还可以显示

MRCP 无法显示的胆道周围组织结构，在胆系结石患者中可以显示肿瘤的侵犯范围、肿瘤与扩张胆管的关系，为临床提供更多的诊断信息和治疗依据。

　　当然，也有一些因素会影响 MRCP 检查的质量，例如，发病早期胆管扩张不显著者成像不满意；检查易受呼吸运动影响；受腹水、多囊肝等胆道外因素影响。

　　PTCL 术前行 MR 及 MRCP 检查的优势在于：①可以提高穿刺引流的成功率，减少并发症的发生；②可以了解胆道扩张情况，除外非梗阻性黄疸；③可以明确梗阻部位，显示扩张显著的肝内胆管作为穿刺选择目标，提高穿刺成功率；④可以显示肝内的大血管、囊

实性占位病变等与扩张胆管的关系，避免穿刺路径上大血管引起的出血，以及实性肿物引起的穿刺困难等情况的发生；⑤可以显示梗阻的程度，为术前制订治疗方案，如选择引流方式、是否留置支架等，提供可靠依据。

行 PTCL 术前我们需要重点观察 MRCP 及 MR 图像：①肝内外胆管扩张情况、胆管阻塞及狭窄部位和程度；②胆道系统与血管系统相对关系；③胆系结石的部位及与胆管的关系。选定适合穿刺入路的胆管，确定穿刺点及进针方向、角度及深度，为 PTCL 手术提供支持。PTCD 选择作为穿刺入路的标准是：①胆管扩张要明显，易于穿刺；②穿刺路径上无大血管，无肿瘤、囊肿、血管瘤等占位病变。而 PTCL 的要求远远高于该标准，以一个穿刺通道，能够最大范围地取石为核心，多数情况下穿刺靶向胆管扩张不明显或者不扩张。

胆管结石的患者，在行 PTCL 前，行 MR 及 MRCP 检查，明确肝胆管结石的部位、大小、胆管间及胆管与血管间的关系等，都是十分必要的。对于确定 PTCL 时的穿刺靶向胆管有重要的参考价值。

（蔡香然、陈平康）

参考文献

［1］杨邦明，方曙.磁共振平扫结合 MRCP 对胆系结石的应用价值［J］.肝胆外科杂志，2021，29（4）：286-288.

［2］叶万平，曾安祥，曾德辉，等.ERCP、MRCP、CT、B 超对胆总管结石的诊断价值分析［J］.中外医疗，2020，39（34）：187-189.

［3］张静雅，高克勇，任丽新.磁共振胰胆管成像（MRCP）、内镜逆行胰胆管造影（ERCP）、计算机断层扫描（CT）及超声检查（UC）在胆石症术前诊断及应用价值对比分析［J］.中国医疗器械信息，2020，26（2）：168-170.

［4］赵丽，赵曙光，张排旗，等.彩色多普勒超声联合磁共振胆胰管成像诊断老年胆总管结石 270 例临床分析［J］.中国医学物理学杂志，2016，33（9）：909-912，18.

［5］Ferrari FS, Fantozzi F, Tasciotti L, et al. US, MRCP, CCT and ERCP: a comparative study in 131 patients with suspected biliary obstruction［J］. Medical science monitor : international medical journal of experimental and clinical research, 2005, 11(3): 8-18.

［6］吴振华.磁共振成像的基本原理和临床应用（一）［J］.临床医学影像杂志，1990，（1）：32-33.

［7］周连高.客观评价 MRCP 诊断胆系结石的价值［J］.国外医学（临床放射学分册），2001，24（1）：4-7.

［8］孙晓伟，王霄英，邹英华，等 . 梗阻性黄疸患者 MRCP 及肝胆断层 MR 检查对于
　　　 PTC 及 PTBD 指导作用的分析［J］. 中国医学影像技术，2005，21（3）：375-337.

［9］Munir K, Bari V, Yaqoob J, et al. The role of magnetic resonance cholangiopancreatography
　　　（MRCP） in obstructive jaundice［J］. JPMA The Journal of the Pakistan Medical
　　　 Association, 2004, 54(3): 128-132.

［10］刘金有，马林，马兴刚 . 胆囊结石不同成分信号变化 MRI 研究［J］. 中国 CT 和
　　　 MRI 杂志，2012，10（4）：56-58，73.

［11］顾云斌，陈卫 . 磁共振胰胆管成像在经皮经肝胆管穿刺引流术中的临床应用［J］.
　　　 苏州大学学报（医学版），2009，29（4）：789-790.

［12］Kuipers F，Groen AK. Chipping away at gallstones［J］. Nature Medicine, 2008, 14(7):
　　　 715-716.

第七章

硬质胆道镜在 PTCL 中的应用

第一节　硬质胆道镜的结构特点

　　硬质胆道镜是 PTCL 手术中必不可少的器械，有肝胆外科专用的，也有与泌尿科共用的"经皮肾镜（多功能）"。硬质胆道镜有很多品牌、类型，各有其特点。笔者长期使用的是新型 Richard Wolf 镜（图 7-1）。在长期的临床使用中，笔者认为该镜具有外观精致、镜身轻巧、长短适合、外径小、损伤小、摄像头与操作通道匹配科学、操作灵活、器械进出方便（器械进出口为喇叭形）、水阀开关易调节等特点。现将新型 Richard Wolf 镜的结构及特点介绍如下。

　　新型 Richard Wolf 镜主要由前方细而长的镜身和后方多头的功能系统组成，两者主要由操作通道和摄像系统构成，摄像系统位于镜头的上方，呈 12°，能够清晰地看见其前方的胆管、结石、器械及操作区域等。操作通道位于镜头后方，导丝、网篮、取石钳及碎石杆 / 线

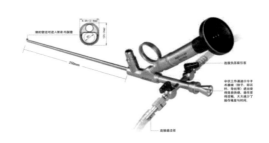

图 7-1　硬质胆道镜整体结构

等器械均可以通过该通道进出，在摄像系统的监视下，清晰地观察到术者进行的取石、碎石、扩张狭窄等操作（图 7-2）。根据肝胆管结构特点设计的镜身长度和粗细，足以满足对肝胆管疾病的诊断及治疗的需要，而且操作灵活。胆道镜前端圆润且光滑，不易损伤胆管壁，更可以避免因用力过大刺穿胆管壁的发生。左右两侧出入水阀操作简便，一个手指便能轻松完成。黄色防水密封垫既能够让各种操作器械顺利通过，又能够有效阻止灌注水的外漏，而且经久耐用、不

易损坏。末端的器械出入口设计成喇叭状，使器械能够快捷地进出及交换（图 7-3 至图 7-11）。

型号	8968405
传递图像材质	光导纤维
外径	12Fr(4mm)
通道直径	6Fr(2mm)
工作长度	250mm
适用碎石方式	液电碎石、钬激光碎石、气压弹道碎石

图 7-2　硬质胆道镜技术规格

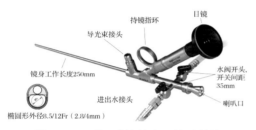

目镜
持镜指环
导光束接头
镜身工作长度250mm
水阀开头，
开关间距
35mm
进出水接头
喇叭口
椭圆形外径8.5/12Fr（2.8/4mm）

图 7-3　硬质胆道镜镜身及镜头结构

出水
椭圆形镜管保证一定的刚性，圆形鞘两边出入水快，减小腔内内压
（同时保持连续灌流与出水，保持视野清晰）

图 7-4　硬质胆道镜横断面结构及特点

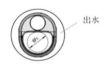

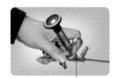

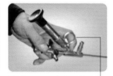

持镜指环设计，解放出拇指和中指用于别的操作，
令持镜环境更加轻松

图 7-5　硬质胆道镜手持结构特点

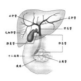

合理有效的工作长度为250mm，除了可以做胆囊、胆总管、肝总管结石，还可以至左、右肝管甚至肝管末梢碎石和取石

图 7-6　硬质胆道镜长度特点

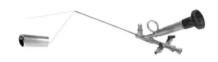

接近平头镜前端设计，可以通过负压吸走腔内脓液和血块以及小小石头（稍大石头可吸附在镜子前端连同镜子取出）

图 7-7　硬质胆道镜镜头特点

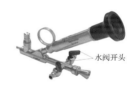

水阀开头
左右两出入水口适应操作医生习惯；左右出入水阀间距短35mm，保持操作医生一个拇指能快速分别控制水阀门开关（减少操作时间，令手术变得流畅）

图 7-8　硬质胆道镜进出水阀特点

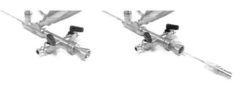

喇叭状工作通道口令手术器械（钳子、碎石杆、导丝等）进出变得简易快捷，操作变得流畅，大大减少了操作难度与时间

图 7-9　硬质胆道镜工作通道口特点

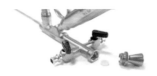

内置新型硅胶防水密封膜，长久坚固防水

图 7-10 硬质胆道镜防水结构

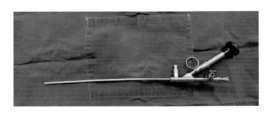

图 7-11 新型 Richard Wolf 硬质胆道镜

第二节 硬质胆道镜的操作要点

与纤维胆道镜相比，硬质胆道镜镜身轻巧、长短适中、外径内径小、有强度又有韧性等特点，所以操作灵活，可以适当用力，能够转弯抹角地进入各级胆管，进行取石、碎石。在操作过程中，需要掌握一些原则和技巧，才能够得心应手地进行取石、碎石，提高取石效率，同时能够避免、减少创伤。

一、操作总原则：稳、准、轻、巧（四大原则）

（一）稳

在使用胆道镜进行操作时，必须使胆道镜稳定，每一个动作稳定，不急躁不粗暴，才能使操作安全有效，不引起医源性的胆管、血管等损伤。

操作者要做到稳，必须做到以下几点：

（1）正确的站姿：首先，只有操作者自己站稳了，才能够保证持有的胆道镜能够稳定。开始使用胆道镜前，调整好手术床的高度和角度。根据穿刺及取石部位，确定操作者站立位置，放置显示屏的位置等。根据取石情况调整好自己的站姿，以自然、顺畅为原则，不要弯腰驼背，不要扭头侧腰等。只有这样，才能保证操作者操作稳健，而且长时间取石不累不疲劳。

（2）正确的持镜手法：左手示指穿入把手（圆环）内，拇指顶住目镜杆，其余三指握住左侧灌洗端口部。拇指控制左侧进水开关及右侧负压吸引开关。当要吸结石、絮状物、血凝块、脓液等时，短暂关闭进水开关，打开右侧负压吸引开关，小结石等物经过通道被吸出，稍大的结石等物被吸附在胆道镜前端与镜子一起带出鞘外。

（3）稳健的操作：进镜时左手持稳镜身，顺着鞘和胆管方向前进，需要转向时，先看见需要进入的胆管，调整方向后再顺道而进，避免镜头直接戳到胆管壁上前进。退镜时，速度适中地退出，避免暴力退镜，损伤胆管壁、胆道镜和鞘管。寻找胆管开口及结石时，根据结石部位，调整胆道镜方向进镜，或者循导丝、网篮调整方向进镜，不能盲目进镜。取石时镜头对准结石，与结石保持一定距离，通常在 1 cm 左右，在直视下用取石网篮取石。碎石时，握住镜身，镜头对准结石，距离结石 1 cm 以上，在直视下用碎石杆、液电电极或者激光光纤碎石。狭窄切开时，务必保持镜身稳定，镜头对准狭窄部位，距离切开部位 1 cm，在直视下用电极、钬激光切开狭窄环，必要时可以暂停呼吸。

（二）准

每一步操作，都要求准确无误。靶向胆管穿刺点定位要准，超声引导要准，穿刺动作要准而且力度要均匀，进针路径要准，扩张穿刺通道要准，判断穿刺针、导管及鞘等是否进入胆管要准，寻找胆管及结石的操作要准，取石、碎石动作要准，引流管放置位置要准等。准，才能保证手术效果；准，才能保证手术安全！

（三）轻

每一个动作，必须轻，避免暴力损伤胆管壁。穿刺靶向胆管时，动作既要准而且须轻，特别是在胆道镜前进过程中，动作需要稳准还必须轻巧，转弯拐角时一定要由轻开始，逐渐增加力度，

根据胆管部位及胆管壁情况，达到一定力度后就不能再增加力量了，否则会引起胆管出血、撕裂等损伤。轻，才能避免医源性胆管损伤，避免并发症的发生，保证手术安全！

（四）巧

胆道系统是一个完整且复杂的管道系统，阡陌交通。做 PTCL 时，无论从左肝还是右肝的靶向胆管进入胆管内，均是由小到大，通过左右肝管汇合部后，又由大到小，拐弯抹角，逐级到达胆管的各级分支，直至肝包膜下。从一级胆管到另外一级胆管间都呈一定的角度，有的是钝角，硬质胆道镜容易进入；有的是直角，硬质胆道镜转入困难；有的呈锐角，需要倒转胆道镜才能够转入。无论是寻找下级胆管开口、狭窄胆管口、胆总管入口、胆肠吻合口等，还是寻找结石、取石、碎石等，都需要一定的技巧，手术才能够顺利进行。在进行这些操作时，都需要一个"巧"字，方法巧、手法巧、用力巧，用劲巧，不能用蛮力，切忌用暴力，否则不但进入不了目标胆管，达不到取石目的，还会引起胆管损伤，导致出血，进而无法再手术，严重者会导致生命危险。

手术的目的是取出结石、纠正狭窄，解决导致患者病痛的原因，帮助其恢复健康。要达到好的效果，首先要在安全的前提下手术，必须重视术前评估、术前准备、手术麻醉、手术操作及避免医

源性损伤等，达到创伤小、取石多、恢复好的效果，使患者能顺利出院，恢复健康。

二、操作手法：推、点、挑、转、撬/拐、压、顶、戳、挤、顺（十大手法）

（1）推：进镜时，将胆道镜在鞘内和胆管腔内推进，有导丝时巡导丝推进，有网篮时巡网篮推进，没有导丝、网篮时在可视下推进。注意操作动作要遵循"稳、准、轻、巧"原则。

（2）点：利用液电、钬激光进行止血等操作时，对准出血点，点击，不可连续激发，否则容易击穿胆管壁。碎石时，每次采用2～4点击，不能长时连击，防止结石滚动移位后直接击到胆管壁，引起穿孔、出血等损伤。

（3）挑：对于不易看见的镜头上方或侧上方的部分胆管开口，需要用镜头将胆管壁的一侧边缘挑起才能看见胆管，特别是开口狭窄和开口皱襞突出者，需要挑起才能看见。

（4）转：从一条胆管到另外一条胆管，或者从一个方向改变到另外一个方向，胆道镜需要"转"（转动、倒转）才能达到。例如，从剑突下穿刺入矢状部胆管，由下向上取出远端结石后，需要倒"转"到左肝管、右肝管及胆总管取石。经T管窦道取石时，既要取出胆总管下端的结石，看见甚至到达Oddi括约肌，又要进入肝内胆管取石，上下两个不同的方向，就需要硬质胆道镜"转"才能够达到目的。通过硬质胆道镜的"转"，能够将纤维胆道镜取不了的结石取出。

（5）撬/拐：对于镜头侧面的胆管开口，需要用镜头将胆管壁开口的一侧边缘撬住/开，然后拐进，才能看见胆管，特别是侧面角度大者和开口皱襞突出者，需要撬开才能看见胆管开口。

（6）压：对于镜头后方、后下方的胆管开口，需要后退时用胆道镜镜头将胆管壁开口近术者缘向下压，才能看见胆管口，特别是角度大者和开口皱襞突出者，需要压住才能看见。

（7）顶：鞘管顶住有结石的胆管支，然后取石、碎石，使小结石及结石碎粒不能被冲洗液冲到其他胆管内。碎石时，碎石杆、电极或者光纤需要接触、顶在结石上，才能有效碎石。

（8）戳：稍大于鞘管的结石，判断不是十分硬，可以通过网篮或者取石钳"戳"结石的表面或边角，使结石变小，然后用网篮取出，比碎石节省时间。

（9）挤：遇见稍大于鞘管的结石，可以用网篮套住后，拉向鞘管口，试着用力向鞘内牵拉，通过网篮和鞘管口间的挤压作用，能够将部分结石挤裂，或者将其棱角挤碎，再取出结石，能够大大提高取石的效率，缩短取石的时间。

（10）顺：在PTCL操作过程中，

无论是穿刺、扩管，还是寻找胆管开口、取石、碎石等，都必须要遵循一个"顺"字，操作要顺、路径要顺、进镜出镜要顺！才能保证手术顺利，患者恢复顺利！

三、碎石要点：清晰、距离、正对、有效、点击

（1）清晰：碎石过程中，首先要看清楚结石，最好鞘管和镜头都能够正对结石，碎石杆或电极等对准需要击打的结石部位进行碎石。如果结石巨大，需要对准结石中间部位击打，使其碎裂成小的结石，便于取出；如果只是稍大于鞘管，可以偏向一侧击打，使其迅速裂开、掉下边角，余下部分便于网篮取出。如果用钬激光碎石，需要根据结石大小、形状，确定击打部位，一方面使碎石粉粒随负压吸出，或随水流冲出，另一方面，使结石断裂，将非碎石粉粒以网篮取出，可以加快取石速度。

（2）距离：取石、碎石过程中，器械和结石保持一定的距离能够使手术更安全、取石碎石效率更高、器械的耗损更小。操作碎石杆、电极或激光光纤必须伸出镜头外（胆道镜通道口外）8 ～ 10 mm 才能开始工作。碎石杆头端在运动时除了前后冲击外，还有横向震动，如果不伸出镜头外，杆头会敲击镜头，

使镜头与光纤接口松脱，造成图像不清。同时由于通道口被击打损伤、破损造成渗漏，使视野模糊，无法继续手术。如果镜头距离结石少于 8 ～ 10 mm，即近距离击打结石，碎石粒会反弹损伤镜头。

（3）正对：碎石过程中，镜头必须正对所要碎石的位置，看清碎石部位，碎石杆、电极、光纤正对结石进行激发、碎石，避免损伤胆管壁。

（4）有效：气压弹道碎石时，操作者须左手握稳胆道镜，右手保持碎石杆直，不要偏向，否则会影响镜头及碎石效果。碎石杆必须接触到结石，这时激发碎石效率最好，因为冲击杆的冲击行程只有 1 mm，距离结石超过 1 mm 的激发是无效的。无效冲击会增加胆道镜损耗，减少其寿命。液电电极也须接触结石才能有效碎石，激光光纤可以距离结石 1 mm 进行碎石。

（5）点击：在碎石操作时，通常使用连发击打，以 2 ～ 3 发最佳，"哒哒，哒"，不宜超过 4 发"哒哒、哒哒"。击打后立即冲水，视野清晰后再次接触结石，再激发。避免远距离（距结石表面超过 1 mm）和盲目激发，二者均为无效打击，还会损伤胆道镜，减少其使用寿命。

〔黄　刚〕

第八章

经皮肝穿刺胆管取石术（PTCL）概述

第一节　PTCL 简介

1981 年 Nimura 首先报道了经皮肝胆道镜（percutaneous transhepatic choledochoscope，PTCS）技术治疗肝胆管结石，取得较好效果。但早期由于该项技术处于探索阶段，对靶向胆管的定位、穿刺把握欠佳，导致损伤较大、出血、胆汁漏等并发症，因而在临床应用上进展缓慢。

在国内，PTCS 技术于 1985 年由张宝善教授率先引进、运用。利用纤维胆道镜通过 PTBD 建立通道，能够有效取出肝胆管结石。对于原发性肝内胆管结石患者运用 PTCS 技术取石，即经皮肝穿刺胆管取石术（percutaneous transhepatic cholangioscopic lithotony，PTCL）的优点是：①微创手术，其手术过程较开腹行胆总管切开取石 +T 管引流、肝切除术等常用手术方法简单、有效；②对于一些心肺功能较差的患者或老年

人，是一种比较理想的解决办法。

传统的 PTCL 是在 PTCD 1 周后开始逐步扩张窦道，待纤维窦道形成后采用纤维胆道镜进行取石，通常需要等待 4 周左右才进行手术取石，所以，患者需要接受多次麻醉，而且总的住院治疗时间较长，影响了 PTCL 的发展。

随着各种新型器械的出现，手术操作方法的改进和技术水平的提高，特别是在我们运用超声引导穿刺后，避免了 X 线机下穿刺的局限性，使穿刺更准确，成功率更高，同时避免了误穿刺大血管如下腔静脉、门静脉主干等的危险性，使得该项技术得到了巨大的发展。目前，PTCL 已经成为治疗肝胆管结石安全、有效的方法。在临床工作中，笔者把 PTCL 作为治疗肝胆管结石的首选方法，取得很好的治疗效果。

下面详细介绍行 PTCL 需要的仪器、

设备，手术适应证、术前准备、手术要点、

术后治疗及术后并发症的处理等相关知识。

第二节　PTCL 必备设备、器械

1. 腹腔镜设备　腹腔镜设备中的显示器、摄像机、冷光源系统、信号转换器等，均可以在 PTCL 术中运用，把它们连接到硬质胆道镜上，用以手术中摄录及显示。不同商家的光源系统，均可以通过硬质胆道镜系统中的转换器进行转换，便于临床运用。

2. 超声　普通彩色 Dopple 超声、便携式超声均可，在 PTCL 手术中用以定位、引导经皮肝穿刺及术中帮助寻找结石所在胆管支及开口，还用以手术结束前检查是否有残留结石,保证取石效果。

3. 硬质胆道镜　有很多种类，不同商家的硬质胆道镜，其镜身的长短和直径大小不一样，镜身太长，操作不便；直径过大，扩管建立通道不易，难以手术。笔者长期使用的硬质胆道镜是镜长 25 cm，大小 12 Fr，可以在 14 Fr 及以上的鞘管内取石（图 8-1）。

4. 碎石机　碎石机的种类较多，不同的种类，其碎石的机制不一样，手术者需要熟悉每一种碎石机的特点，在手术时根据不同的碎石机类型，采用不同的操作方法，既能高效碎石，又能不损伤胆管壁。通常碎石机的种类有：气压弹道碎石机、液电碎石机、超声碎石机、钬激光碎石机等。

5. 穿刺导管鞘　用以做经皮肝穿刺，扩张瘘管，建立胆道镜取石通道，留置的导管鞘还能够起到保护肝脏组织的作用，便于胆道镜进行胆管取石、碎石等操作。通常导管鞘是一套件，里面有经皮肝穿刺针，导管由大到小，一般 8 ~ 16 Fr,依次扩张，建立取石通道（图 8-2）。

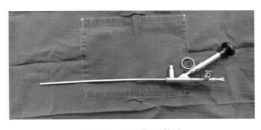

图 8-1　硬质胆道镜

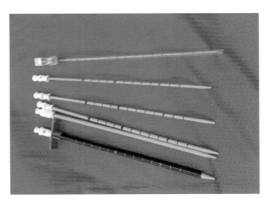

图 8-2　穿刺导管鞘，套件

6.导丝　在胆管穿刺成功后，置入穿刺针内，引导导管沿原来的针道进入胆管，扩张胆管口及肝脏内通道；也能够用来引导胆道镜进入目标胆管；还能够用于探查狭窄、闭合的胆管口等。通常用较软的长导丝，150 mm 长，如斑马导丝、亲水超滑导丝等。

7.取石网篮　品种较多，包括有头、平头、螺纹状等种类。直径有 1.5 cm、2 cm、2.5 cm、3 cm 等。建议采用平头、张开后呈球形、直径 2 cm、有韧性的网篮，便于取石和寻找胆管开口（图 8-3）。

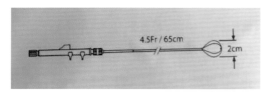

图 8-3　取石网篮（套石篮）

8.取石钳　取石钳或者叫异物钳，用于钳取肉芽、小结石、血凝块、絮状物及扩张狭窄胆管开口等（图 8-4）。

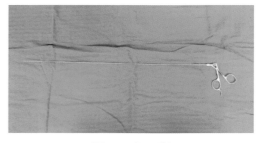

图 8-4　取石钳

9.引流管　手术结束后，需要放置引流管，引流胆汁，如果有胆管狭窄、吻合口狭窄等，同时可以做支撑作用。以硅胶材质的为佳，放置时需要注意其和鞘管的大小配套，根据胆管大小，通常留置 16 Fr、14 Fr 的引流管。

第三节　PTCL 适应证

PTCL 在处理肝内外胆管结石方面具有独特的优势。除处理肝内外胆管结石外，还可利用胆道镜检查有无胆道内占位性病变、胆道异物、胆管狭窄等并同时进行活检、异物取出、对狭窄部位进行扩张和切开等处理。

其适应证主要是：

1）胆管多发性结石、结石量多，手术难以取净，术后残留结石者；

2）肝切除术后、胆肠吻合术后，胆管残留结石者；

3）各种肝内外胆管手术术后结石形成、复发者；

4）多次手术后，再次手术困难，或患者及家属不愿再行开腹或者腹腔镜手术者；

5）肝胆管结石合并胆管狭窄、局限性肝胆管结石者；

6）胆肠吻合术后吻合口狭窄、梗阻等并发症；

7）老年、高危患者肝胆管结石合并感染，不宜开腹或者腹腔镜手术者；

8）消化道狭窄、胆肠或胃肠吻合术后、乳头切开不成功、胆总管结石嵌顿、结石大于 1 cm、乳头及胆管解剖变异等行 ERCP 困难者；

9）肝硬化、肝功能不全者，凝血功能差者；

10）肝移植术后胆道并发症者。

总之，对于肝内外胆管结石的治疗，我们首选"经皮肝穿刺胆管取石术（PTCL）"，对于因胆石病行肝切除、胆肠吻合术后结石复发、吻合口狭窄梗阻的患者，应该首选 PTCL，不要盲目

再行开腹等手术，对于急重症胆管结石患者，在凝血功能容许的情况下，都可以行 PTCL 治疗。

注意：具有以下情况者应先根据情况进行治疗，纠正后再行 PTCL，如有需要，可以先行 PTBD、PTCD：

1）明显低蛋白血症、肝硬化腹水严重者；

2）有明显凝血功能障碍者；

3）有严重心肺功能不全者；

4）长期应用激素者；

5）严重糖尿病患者；

6）重度营养不良者；

7）肿瘤患者化疗中及化疗后不足 1 个月者。

第四节　PTCL 术前准备

全面、规范化的术前准备能够使手术者对患者全身情况、肝脏功能、肝胆管结石情况了如指掌，手术中能够准确判断胆管及结石情况，使手术顺利完成，保障患者生命安全。

肝胆管结石患者，特别是有反复发作的急性胆管炎、长期的梗阻性黄疸等情况者，其全身和肝脏、胆管情况都较差，一旦入院，在进行术前检查准备时，应立即进行全面的术前治疗。

1. 改善患者的全身营养状况　术前给予高蛋白、低脂肪、足热量及多种维生素饮食；不能进食者，给予静脉营养支持治疗。梗阻性黄疸患者须注射维生素 K_1。全身情况太差及肝功能不全者，需要补充白蛋白、输血、保肝等治疗。

2. 补充血容量　肝胆管结石的患者，多数存在血容量不足，特别是急性炎症期的患者，所以，补充血容量、维持水和电解质及酸碱平衡十分重要。

3. 凝血功能 凝血功能是判断肝功能的一项重要指标，通常肝功能受损严重时，凝血功能才发生异常，所以结合凝血功能一起判断肝功能，对于保障手术的安全性十分重要。

4. 抗生素的使用 肝胆管结石的患者，多数病程较长，病情反复发作，在各级医院的治疗过程中，频繁使用各级各类抗生素，而且入院前多数有胆管炎及全身感染，特别是梗阻性黄疸的患者、有胆道手术史者及胆肠吻合术者，胆汁中的病菌种类多、数量多，厌氧菌量增多更明显，所以，患者入院后应立即给予抗需氧菌和厌氧菌的抗生素；以及术前常规使用抗生素，多数直接使用三代或使用敏感抗生素。对于首次发病患者，可以使用级别低的抗生素如二代等，效果不好立即更改。术前抗生素使用一般在术前 3 天或最迟术前一天开始，麻醉后手术开始前再静脉应用一次，避免使用对肝脏和肾脏有毒性的药物。以后根据胆汁的细菌培养和药物敏感试验结果调整抗生素，有利于防止术后感染加重及菌血症、败血症的发生。

5. 术中激素的使用 为了保护机体的应急防护能力，平稳度过手术后创伤反应，特别是对于经常使用激素、做过化疗、放疗的患者，需要在穿刺成功后，常规使用激素。我们通常使用"注射用甲泼尼龙琥珀酸钠 80 mg，静脉注射"；或者"地塞米松 10 mg，静脉注射"；或者"氢化可的松 100 ~ 200 mg，静脉注射"。

6. 全面的术前影像检查 超声、CT、MRCP 等检查，术者术前必须认真、细致地分析影像图片：①超声：需要术者和超声医生，确定选择穿刺的靶向胆管——穿刺点、角度、深度，是否能顺利进入胆总管下端，同时能最大范围地取出肝内外胆管结石，达到"一针有效化、效果最大化"的要求；② CT、MRCP：全面了解结石部位、大小，各胆管分支结石情况、胆管间的关系及与取石路径的关系，胆管有无狭窄及部位，此次手术需要解决的问题及达到的目的，从而确定穿刺点；③进入手术室后，于手术开始前，手术医生须再次与超声引导医生一起读片，将手术目的、穿刺点及取石路径等与超声医生介绍、研讨，以达到最佳的配合。

7. 肠道准备 术前一天口服抗生素、清洁肠道等，特别是对于曾经行"胆肠吻合术"的患者。

8. 胃管、尿管 PTCL 手术中需要大量冲水，才能够保持视野清晰，而且手术中需要寻找结石，再取石，都需要一定的时间，耗用一定量的水，特别是对于结石较硬、较大，需要碎石者，冲水量较多，通常大于 10 000 mL。虽然绝大多数的水都由胆道镜和鞘管之间的间隙流出，但对于一部分胆总管下端通畅的患者，会有部分冲洗水进入肠腔，

部分反流进入胃，所以术前常规放置胃管和导尿管。最好在麻醉后放置，可以

减少患者的恐惧和痛苦感。

第五节　PTCL 总则

一、PTCL 取石特点

与开腹或者腹腔镜经肝门部入路行胆总管切开取石截然不同，在行 PTCL 时，由于是经肝脏入路，即胆管系统上方入路（本书称为上入路），顺次而下，取石时有其自身的特点。由于取石后引流管是经取石通道留置于肝内胆管的，所以胆汁的引流与胆总管是否通畅没有关系。如果结石多或分布广或取石困难，一次不能取尽结石，那么第一次要尽量多地取出肝内胆管结石，而不要急于取出胆总管结石。每当我们取尽一支胆管结石后，该支胆管所属肝段、肝叶、半肝的肝细胞分泌的胆汁能够通畅地引流，其所属部位肝细胞功能就能迅速地恢复，如取尽右后叶各支胆管内结石，包括三级、四级胆管内结石，整个右后叶肝脏的肝细胞分泌的胆汁马上能够得到正常引流，右后叶肝脏功能能够很快地恢复。反之，虽取出了胆总管、左右肝管结石，而没有取出肝叶、肝段的胆管结石，其胆汁仍然得不到正常引流，肝脏功能恢复困难。通常情况下，需要取尽三级、

四级胆管结石，才能使肝叶、肝段的胆汁得到正常引流。

二、肝段结石

如果肝叶只有一个肝段或者其属支有结石，取出二级胆管结石后，没有结石的胆管支的胆汁即可得到引流。

三、肝叶结石

如果半肝只有一叶肝脏有结石，取出左肝管或者右肝管结石后，没有结石的一叶胆管胆汁即可以得到引流。

四、胆总管探查

根据术前分析，如果本次手术能够取尽结石，就必须在取尽其他部位结石后，取出胆总管结石，即使胆总管没有发现结石，也必须用胆道镜进入胆总管检查，特别要提醒的是不要漏掉胆总管下端及胰腺段，直到见到 Oddi 括约肌。胆管结石多的患者，需要反复检查 2 ~ 3 次，查看是否有他处结石冲入胆总管内，以便及时清除。

五、胆管狭窄的处理

在行 PTCL 过程中，如发现有胆管狭窄或者某支胆管开口狭窄，可以采用网篮、穿刺导管及鞘、取石钳等扩张，也可以用球囊扩张，电切狭窄部位，然后再取石，手术结束前留置引流管做引流、支撑。确定肝内外胆管结石完全取尽后，胆道镜检查 Oddi 括约肌有无狭窄。根据我们的经验，影像学显示胆总管下端或 Oddi 括约肌有狭窄，临床表现有梗阻的，在胆道镜下，多数不狭窄，12 Fr 胆道镜能够顺利通过。如果有狭窄，多数属于功能性的。如果是纤维性的狭窄，轻的，可以用网篮、导管、球囊等扩张；严重的，需要用电刀切开。二者均需要以 14 ~ 16 Fr 引流管支撑、引流，注意引流管必须在括约肌的两侧剪侧孔。

六、结束手术

根据患者情况决定手术时间的长短，以安全为重。通常胆道镜下检查确定肝内外胆管结石完全取尽，术区无出血后，用超声复查，确定未见明显结石，结束手术。通常需要来回检查 2 ~ 3 次。

七、复查时间

通常手术后 1 个月来院复查 CT、超声，如肝内外胆管无结石，行碘油造影，若胆总管下端通畅，则可以拔出引流管。如有残余结石，结石较小，或者小结石

位于三级、四级胆管，不影响肝脏功能者，不用处理。否则，需要通过原穿刺通道或者另外穿刺取石。

八、引流管放置时间

通常情况下，术后 1 个月复查，如果结石已经取尽，可以拔管，年老、体弱者，可以多保留 2 周。如果肝内外胆管有狭窄者，根据狭窄程度，确定引流管放置时间 3 ~ 6 个月。Oddi 括约肌有狭窄者，功能性的，在胆道镜下扩张后，引流管放置、支撑 3 个月；纤维性狭窄者，引流管放置、支撑半年以上。

九、PTCD 后

部分胆管结石患者由于病情需要已经在外院做了 PTCD，PTCD 的主要目的是引流胆汁，当时胆管扩张比较明显，未开展 PTCL 的医院在做 PTCD 时，通常只考虑如何把胆汁引流出来，不会考虑以后通过该穿刺管道取石的问题，在行 PTCL 时需要根据结石情况考虑是否重新确定穿刺点。如果根据超声及 CT 图像，判断该 PTCD 通道能够取石，则将该通道进行扩张，然后取石。否则，需要另外确定穿刺点，在超声引导下行 PTCL。有时候，为了节省在手术室的时间，我们采取手术当天或前一天先在超声科行 PTCD，进入手术室后直接扩张，建立瘘管取石，但须注意防止 PTCD 管脱落。对于部分十分严重的重症患者，

我们也会采取先 PTCD，情况好转后再扩张 PTCD 通道，取石。这种情况下需要注意患者的体位，可以垫高右侧腰部，但是不能侧身角度太大，否则置管后随着体位的改变，肝脏的位置发生变化，肝脏表面的穿刺孔与腹壁的穿刺孔之间移位较大，导致手术中扩张瘘管时导管飘移到肝脏表面，或者不能进入肝脏，或者经验不够，用力过大，另外戳孔进入肝脏等，导致扩张失败，甚至引起出血、肝损伤等并发症。

十、二次 PTCL

首先根据术前超声及 CT 了解肝胆管结石情况，确定本次手术需要解决、能够解决的问题，如果第一次 PTCL 可取范围内胆管有残余结石，应该首先通过第一次的 PTCL 通道取出其视野范围内的残余结石。然后另外穿刺行 PTCL 取出其余胆管的结石。弥漫性肝胆管结石、分支胆管内结石量大、需要碎石的大结石量多等复杂结石患者，需要多次取石、多点穿刺，最多的可能取石 3 ~ 4 次甚至更多次数。

十一、肝脏部分切除术后

由于胆管结石行肝脏部分切除或者半肝切除后残余、复发结石的患者，或者由于其他疾病如肿瘤、外伤等行肝脏部分切除或者半肝切除后发生肝胆管结石的患者，由于肝脏形态、大小的变化，

特别是行右半肝、右后叶切除后，肝脏移位、变形严重，肝门部位置发生变化，胆管解剖结构随着发生改变，在考虑穿刺点、取石路径时，需要根据肝门部位确定。如右半肝切除者，剩余肝脏向右向后移位并右旋，肝门部位置随之向右向后向下移位，肝门位置变化大，同时左肝管、胆总管等的行程及角度发生改变，穿刺点要靠后靠下。

十二、胆肠吻合术后

由于肝胆管结石、肝门部胆管肿瘤、胆管良性病变、胰腺肿瘤等疾病行胆肠吻合术后的患者，残余或新出现肝胆管结石时，CT、MRCP 及超声等检查后，行 PTCL 时，取出肝胆管结石后，一定要查看清楚吻合口情况，有的吻合口是真狭窄，导致梗阻；有的是有梗阻，但吻合口不狭窄。多数情况下，寻找吻合口有些难度，有的甚至非常困难；有的尚能看见小的孔、缝隙、凹陷，有的根本看不到一点异常，与周围胆管壁完全一样，有的吻合口是膜性梗阻，闭合的吻合口表面覆盖一层纤维膜，难以发现；有的由于肠襻牵拉闭合等，吻合口本身不狭窄，需要根据情况相应处理。因为胆管结石行胆肠吻合术的患者，多数同时行肝切除术，要注意胆管系统结构的变化，相应地确定穿刺点，才能达到顺利取石的目的。

第六节 PTCL 手术步骤及技术要点、技巧

一、手术步骤

1. 超声探查、定位　首先，手术开始前再次常规超声检查，了解结石、胆管、血管等的情况，确定本次处理的结石位置、要穿刺的靶向胆管的穿刺点、穿刺针路径上的血管，甚至胆道镜的取石路径等，都需要通过超声清楚地显示。有些病例，超声检查后，有些部位显示不太理想，可以根据 CT 显示特点，针对性地找寻靶向胆管及穿刺点，两者结合起来，能够很好地确定穿刺点。通常，由剑突下穿刺左肝内胆管操作较容易，而由季肋部肋间穿刺右肝内胆管时，除了考虑前述的血管等问题外，还须考虑右肺的问题，避免损伤右肺（图 8-5）。

穿刺点的确定：根据结石的不同部位确定，另文详述。

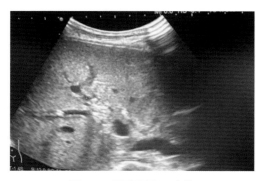

图 8-5　超声探查、定位

2. 穿刺、扩张、造瘘　超声定位后，测量体表穿刺点与靶向胆管穿刺点的距离，超声显示下以穿刺针经右季肋部肋间隙穿刺点刺破皮肤，穿过肋间肌等后进入到右肝表面，经右肝表面入路，顺利进入胆管到达靶向胆管管壁，稍用力突破管壁，通常有突破感，即表明穿刺针已经进入到胆管内，超声也能够清晰显示。如果没有穿刺架，可以脱手穿刺，达到相同的效果。脱手穿刺时，一定要同时见到靶向胆管和穿刺针，否则就偏向了。如果遇穿刺路径上有血管，可以在到达血管旁时，稍偏向一点，待穿刺针避过血管后，再绕回到原来的路径上。有时超声看见穿刺针进入胆管，但如果没有突破感，需要慎重，可能在胆管壁旁或者进入门静脉血管。确定穿刺针进入胆管后，退出针芯，以 10 mL 注射器回抽，见到胆汁，即确定穿刺成功。抽 5 ~ 10 mL 胆汁，留做"细菌培养 + 药物敏感试验"（图 8-6、图 8-7）。

造瘘：经穿刺针置入细软的斑马导丝或者超滑导丝 30 ~ 40 cm，退出穿刺针，保留导丝，依次以 8 Fr 扩张导管鞘循导丝进入肝内胆管扩张造瘘，根据靶向胆管的扩张程度，直到 14 ~ 20 Fr，

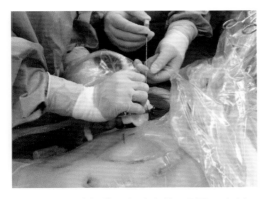

图 8-6　双人操作：超声定位、引导、穿刺

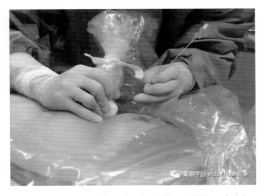

图 8-7　单人操作：超声定位、引导、穿刺

留置相应鞘管，作为胆道镜进出的通道。导管鞘既能够保护瘘道内肝脏组织，又能够使胆道镜进出方便，还有使冲入胆管内的水由鞘管和胆道镜之间流出的作用。如果在置入导丝时，发现阻力大，可能前方有结石或者穿刺针不在胆管腔内，可以超声显示。如果导丝不在胆管腔内，需要再次超声引导穿刺。注意，导管扩张的时候，务必掌握好方向和力度，改变方向，容易在肝脏表面滑行，同时将导丝带出胆管外；使用暴力，导管也容易在肝脏表面转向，不能进入肝内，要边进针边感觉，一切以"顺"为

准则。有时候可能导管在胆管壁外沿Glissons鞘扩张，到胆道镜进入时才发现，需要重新定位穿刺。导管切勿穿破对侧胆管壁，否则容易刺破其下方（即后方）的门静脉分支，引起出血。小于3 mm的胆管，穿刺很困难，需要有熟练、精准的操作技术，笔者成功地穿刺过2.5 mm的胆管，并成功扩张，顺利取石。也成功地穿刺过2.0 mm的肝内胆管。

在扩张瘘道过程中，要始终固定好导丝，防止其随导管退出（图8-8）。

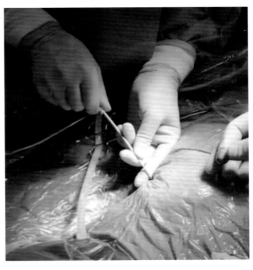

图 8-8　扩张、造瘘

3.取石、碎石　以硬质胆道镜循导丝经留置鞘管插入，边冲水边进镜边查看。通常胆道镜进入鞘管后，可以看见颜色较深的胆汁随水流向外涌出，有的合并小结石、絮状物等；胆道梗阻时间越长，黄疸越严重，胆汁颜色越深，部分患者胆管内是脓性胆汁。随着进镜及冲洗，胆汁颜色变浅，可以见小结石。

胆道镜进入胆管后，可以见到胆管壁。由于炎症严重程度不同，胆管壁的状况不同，有的增厚、充血、点状出血，有的管壁光滑。不同的胆管支改变也不一样。如果胆道镜进入鞘管，没有看见胆汁、结石等，需要小心，可能还没有扩张到胆管腔内，小心进镜。如果镜头前方是黄色的肝组织，说明还没有到达胆管壁外；如果见到的是白色的组织，表明刚扩张到胆管壁外或者Glissons鞘外。需要退出胆道镜，用导管再进一步向胆管内扩张，直至胆道镜见到胆汁及进入胆管内，开始取石。

取石总则：见石即取，看准目标，边进边取，取尽所见！首次取石，以尽量多取结石为目的，把能够看见、能够进入的胆管支结石都取尽，这样能够最大限度地解除肝内胆管的梗阻，最有效地帮助肝脏功能恢复。如果肝内胆管的结石没有取出或者取得少，即使将胆总管的结石取出，胆总管通畅，对肝功能的恢复远不如最大限度地取出肝内胆管结石。

碎石：多数结石用网篮即能够取出，有些结石稍大于导管鞘，不十分坚硬，以网篮反复处理，将结石挤裂，能够顺利取出；部分结石大于鞘管，且质地较硬，使用网篮不能够取出，这时候需要碎石，将结石打裂击碎，再用网篮取出。通常使用的碎石设备有气压弹道碎石、液电碎石和钬激光碎石等。使用气压弹道碎

石时，由于碎石杆的冲击，会对胆管壁甚至肝脏组织产生冲击力，使用时需要掌握好方向、力度、距离等，避免损伤胆管壁和肝脏。液电碎石时注意防止电极导线滑向胆管壁，损伤胆管。钬激光碎石时，可以利用负压吸引，将碎成粉末的结石吸入负压瓶中，碎裂的成型结石再用网篮取出。同样需要注意防止激光导线滑向胆管壁，损伤胆管。操作碎石过程中，均必须采用"点射"，即每一次只能连续击打结石3～4次，"哒哒、哒"或者"哒哒、哒哒"，避免连续击打，能够有效避免胆管壁的损伤。

最后，有些小的结石，网篮难以套住和取出，可以用取石钳夹取；若更加细小的结石碎粒取石钳也难以夹取，可以利用胆道镜的负压吸出，既快效果又好。附着在胆管壁的絮状物通常网篮较难取出，用取石钳能够很方便的取出。硬质胆道镜能够进入到扩张的 III ～ IV 级胆管取石。取石干净后，胆道镜边退边检查所见胆管各分支，未见结石后，须再次进入胆总管内检查，防止残留结石，最后退出胆道镜。如果肝内胆管结石多，第一次没有取出胆总管结石，则该次不必最后进入胆总管检查。

胆道镜操作及技巧见第七章第二节。

4. 放置胆道引流管　取石结束，退出胆道镜前先确定引流管放置部位，测量胆道镜进入长度，或者将鞘管推进到需要放置引流管的位置，通过胆道镜插

入导丝，退镜，保留鞘管和导丝，将鞘管相同大小的引流管循导丝经鞘管置入到预定位置，退出导丝和鞘管，操作过程中注意防止引流管随鞘管退出。消毒穿刺口，缝合固定引流管，术毕。由于引流管保留时间较长，固定时需要缝深而宽，而且需要固定2针，防止引流管脱落。

如果术中有胆道出血，或者引流管放置完毕，引流管有少许出血，可以推注30 ～ 50 mL稀释的"去甲肾上腺素液"（配方见有关章节），然后观察2 ～ 3分钟，直到未见有出血，才能结束手术，离开手术室。切忌引流管还有出血就夹闭引流管，离开手术室，造成危险。

二、术中注意要点

1. 定位穿刺　超声定位要准确，穿刺针进入肝脏时有少许阻力，进入肝脏实质后对准靶向胆管快速到达胆管壁外即Glisson鞘外，由于Glisson鞘致密且厚，突破时会有阻力，进入胆管腔时有明显突破感，否则可能从旁边滑过，如果继续进针会穿刺进入其后方门静脉分支，引起出血，需要特别注意。对于长期胆结石患者，由于胆管炎反复存在，导致胆管壁增厚，穿刺时阻力较大，需要特别注意。穿刺过程需要通过超声清楚显示。

2. 扩张瘘管　扩张瘘管时，注意均匀用力，切勿使用暴力。如果胆道镜进

入鞘管后，未见胆汁、脓液及结石颗粒，说明扩张时导管鞘未进入胆管腔内；如果胆道镜下见全部是鲜血，则可能导管鞘还在肝组织内，或者在血管内，应立即超声查看。如果在肝组织内，可以继续用导管扩张；如果在血管内，须立即退镜，压迫肝区3~5分钟后，然后另外选择穿刺点，重新穿刺；如果出血较厉害，须待止血彻底、出血停止后，终止手术。上腹部加压包扎。

3. 硬质胆道镜操作　硬质胆道镜操作时须按照"稳、准、轻、巧"的"黄氏四要素"原则进行，忌用暴力，避免引起胆管壁损伤、出血。动作粗暴会造成严重的损伤，可以穿刺到胆管壁外，引起胆汁漏、出血等。一旦出现穿刺到胆管壁外，特别是胆总管壁外，须放置引流管在破口上下，引流管多剪侧孔，术后禁食5 ～ 7天，避免胆汁漏等。

4. 寻找胆管开口　寻找各胆管支开口时，需顺"道"而进。在使用"拐、转、撇、压"等方法时，需用力适度，切忌暴力，避免引起胆管损伤、出血。

5. 出血处理　①胆管壁少量渗血，可以继续手术，或者以电凝止血、液电止血、激光止血均可；②出血影响手术操作时，经胆道镜注射并保留稀释的"去甲肾上腺素液"2 ～ 3分钟；③肝组织出血以鞘管压迫，手术结束后以引流管压迫即可。

6. 控制水压　术中需以生理盐水冲

洗，才能够看清楚胆管及其内结石等。由于患者平躺，多数冲洗水都由胆道镜与鞘管间的间隙流出。通常控制水压在30cm水柱以内，避免水压过大、流量过大引起肝脏及全身不良反应。

7. 手术目的　每次手术目的明确，主次清楚，在患者安全的情况下尽量多取结石、纠正狭窄、通畅引流。

8. 操作精准　定位、穿刺、取石、碎石时均须精细、准确，避免损伤血管及胆管壁。

9. 留置引流管　放置引流管时，需要根据目的放置，单纯引流胆汁，则根据放置的位置测量其距体表距离，一定安放到位。如果引流管经过狭窄的胆管开口，或者需要支撑狭窄的胆管及狭窄的 Oddi 括约肌时，必须在狭窄部位远近两侧剪侧孔，这样胆汁才能通畅流动。

各部位胆管结石取石技巧详见相关章节。

第七节　PTCL 应用要点、难点

原发性胆管结石在肝外及肝内各级胆管均可以发生，引起腹痛、发热、黄疸等，严重者导致休克、死亡。目前，治疗原发性胆管结石的原则是"清除结石、去除病灶、通畅引流"，方法主要是通过开腹或者腹腔镜行胆总管切开取石 +T 管引流术、肝切除、胆肠吻合术等。然而，这些治疗方法对人体均有较大的创伤。

PTCL 是近年发展起来的治疗胆管结石的有效方法，具有超微创、取石干净、并发症少、术后恢复快、不破坏胆总管的完整性、保留 Oddi 括约肌功能、不用切除肝组织等优点。我们行 PTCL 的方法是在超声引导下，通过细针经患者剑突下或右季肋部穿刺到靶向胆管并立即扩张，形成一个 5 mm 左右（铅笔头大小）大的瘘管，然后置入一个鞘管支撑，用硬质胆道镜等器械通过鞘管进入肝内外胆管，取出结石。通过硬质胆道镜可以清晰看到病变的胆管和其中的结石，而且由于硬质胆道镜较细，可以进入三级及四级胆管，较小的结石用取石钳或取石网篮直接取出，较大的结石利用碎石机等设备将其击碎，然后吸出或用取石网篮取出，小的结石随水流经鞘管或胆肠吻合口排出，整个手术过程在超声引导和视频下进行，迄今为止，笔者科室已开展 6000 余例，取石效果好，手术安全可靠。

所以，凡是肝内外胆管结石的患者，我们首先采用这种超微创的 PTCL 技术取石，避免传统手术方式给患者带来的损害。

下面根据我们的临床经验，分别就不同部位胆管结石的穿刺、取石要点及难点进行介绍，供大家参考。

1. 胆总管、肝总管结石　肝外胆管结石多发生在胆总管中下段。通常肝总管长 2～3 cm，胆总管长 7～8 cm，右肝管长 0.8～1 cm，且与肝总管间的角度较大，左肝管长 2.5～4 cm，横行于肝门左半，与肝总管间的角度较小。经左侧穿刺取石时，胆道镜经过的路径长，需要转弯两次，才能达到肝总管，而且，肝总管胆总管是由右上方斜向左下方的，末端再转向右下方，因此经皮肝穿刺时需要根据结石位置、胆管扩张程度、左肝管长度及与肝总管的角度等，确定靶向胆管穿刺点。通常情况下，穿刺左外叶胆管或矢状部胆管，注意需要靠近左肝管起始部，否则，胆道镜难以进入肝总管。胆道镜路径先是由左上方向后向右下方向通过鞘管进入穿刺胆管，然后斜向右进入左肝管，继续前进，看见左侧的开口即是肝总管开口处，由于角度的问题，如果肝总管扩张显著，胆道镜可以直接拐进肝总管，否则，需要以导丝或者网篮先进入肝总管，再引导胆道镜进入肝总管。胆道镜进入肝总管后，操作者需要将胆道镜向左向上方用力，这样才能顺利达到胆总管下端，看见 Oddi 括约肌，取出胆总管下端及沿途

的结石，并对 Oddi 括约肌及十二指肠黏膜进行拍照，留作依据。由于左肝的活动度大，胆道镜可以转较大的角度，但要掌握好力度，否则造成肝和胆管撕裂伤，引起出血、胆漏等严重并发症。

经右侧穿刺取石时，胆道镜经过肝实质的路径长，同样需要转弯两次，才能达到肝总管。肝总管、胆总管是由右上方斜向左下方的，所以，通过右肝管进入肝总管更顺畅。但是，由于胆总管末端再转向右下方，所以还需要向右下方稍转，就可以见到 Oddi 括约肌并顺利进入十二指肠。同样，在右侧行经皮肝穿刺时需要根据结石位置、胆管扩张程度、右肝管长度及与肝总管的角度等，确定靶向胆管穿刺点。通常情况下，穿刺右前叶胆管，注意需要靠近右肝管起始部，否则，胆道镜进入肝总管难度增加。胆道镜路径先是由右外上方向后向左下通过鞘管进入穿刺胆管，然后斜向左进入右肝管，继续前进，看见右侧的开口即是肝总管开口处，由于角度的问题，如果肝总管开口不狭窄，胆道镜可以直接拐进肝总管，否则，以导丝或者网篮先进入肝总管，再引导胆道镜进入肝总管。胆道镜进入肝总管后，操作者需要将胆道镜用力向右向上方，这样就能顺利达到胆总管下端，看见 Oddi 括约肌，取出胆总管下端及沿途的结石，并对 Oddi 括约肌及十二指肠黏膜进行拍照，留作依据。由于右肝的活动度小，

胆道镜可以转动的角度小，因此，避免暴力，避免胆管撕裂伤或胆道镜头端戳伤胆管，引起出血，胆漏等严重并发症。

单纯的肝总管、胆总管结石，如果肝内胆管不扩张，可以直接穿刺左右肝管或胆总管入口处，但需要注意，勿误穿门静脉左右分支，导致致命的大出血。

2. 左肝内胆管结石　多数位于左外叶胆管，其次是在胆管矢状部和左肝管。单纯位于左肝管的结石，可以经过剑突下穿刺到左外叶或矢状部的扩张胆管，用胆道镜从左肝管左侧向肝门部取石。如果矢状部或左外叶胆管扩张不明显，可以靠近两者汇合部或者在左肝管起始部穿刺，容易穿刺成功并顺利取石。左外叶的结石，要根据情况确定穿刺靶向胆管，如果结石靠近左肝管，其远端胆管扩张明显，可以直接穿刺。如果扩张不明显，或者表浅，则需要穿刺右肝，从右肝内胆管向左，经左肝管到左外叶胆管进行取石。胆管矢状部的结石，可以经剑突下穿刺到矢状部胆管，如果结石位于远端，穿刺点靠近端，由近端向远端取石（由下向上）。如果结石位于近端，则穿刺点靠远端，由远端向近端取石（由上向下）。如果整个矢状部胆管充满结石，可以选取中段胆管，穿刺针与胆管成 90° 垂直穿刺进入胆管，分别向上、向下取石。如果是左外叶切除的患者，有胃肠及网膜等组织器官粘连，注意避开，防止损伤。如果合并有右肝

内胆管结石能够同时取，也可以通过右侧穿刺点取出矢状部的结石。但是，对于矢状部远端的结石，右侧通道难以到达，取石困难。

3. 右肝内胆管结石　多数位于右后叶胆管，其次是在右前叶和右肝管。单纯位于右肝管的结石，可以经过右季肋部（多数在右腋前线附近）穿刺，进入扩张的右肝管起始部或者右前叶胆管支取石，穿刺成功后，用胆道镜从右肝管右侧向肝门部取石，比较容易取出结石。如果右肝管起始部或者右前叶胆管支不扩张，那么就可以直接穿刺结石或者结石远端，进行取石。这种情况下，如何判断穿刺是否成功，是一个难题。有的能够回抽出胆汁，有的什么都回抽不到，可以通过插入导丝判断，如果能够顺利插入导丝，证明穿刺针已经在胆管内，否则，就需要根据超声准确地判断和操作者的手感及经验了。

右后叶胆管的结石，要根据情况确定穿刺靶向胆管，如果结石靠近开口处，右前叶胆管或者右肝管有扩张，可以直接穿刺右前叶胆管或者右肝管。如果结石不靠近开口处或者充满右后叶胆管，可以直接穿刺右后叶胆管，或者穿刺右肝管进行取石，比较容易取出。

右前叶胆管结石，如果靠近右肝管，远端胆管扩张，则直接穿刺扩张的远端胆管，进行取石。如果远端胆管扩张不明显，可以穿刺结石远端或者直接穿刺

结石部位胆管，成功后进行扩管、取石。

如果右侧穿刺不能成功，或者取石困难，则需要穿刺左肝，从左肝内胆管向右，经左肝管到右叶胆管进行取石，特别是右后叶胆管的结石，该通路方便取石，可以顺利进入三级、四级胆管取石。

4. 肝内外胆管结石　前面分别讲述了左肝内、右肝内及肝外胆管结石的穿刺靶向胆管、通道的建立及取石的技巧等，如果同时存在肝内外胆管结石，我们又该如何处理呢？先处理肝外胆管结石还是肝内胆管结石呢？一般情况下，通过一个穿刺部位，向胆总管方向取石，除把穿刺部位的胆管结石取尽外，尽量取尽胆总管的结石，恢复胆汁进入肠道的正常通道，利于患者消化功能的正常化。理论上，一次手术可以取尽肝内外胆管结石，但是需要多处穿刺、取石，由于手术时间及患者的耐受性等原因，多数情况下不能达到这一目的，残余的或者对侧的结石需要 1 个月后再取。对于弥漫性结石、大的结石、铸形结石、量多的结石及难取的结石，每取一粒结石都要耗费较多的时间，往往需要多次才能取尽，所以我们必须根据患者全身情况、结石分布、结石大小及量的情况，首先确定要解决的主要问题，即主要的取石部位，最大限度地取出各分支胆管内结石，使胆汁引流通畅，以恢复这些胆管所属肝细胞的功能。

如果能够一次性地取尽所穿刺肝内胆管及所属分支、肝外胆管的结石，直接放置引流管。否则，应最大限度地取出肝内胆管结石，引流各分支胆管胆汁，使其所属部位肝细胞功能得以恢复，而不是以取出胆总管结石为主，原因是如果肝内胆管结石阻塞，即使胆总管结石取尽，也未达到胆汁引流的目的，无助于肝细胞功能的恢复。

5. 胆肠吻合术后　由于胆管结石、胆管损伤、胆总管下端肿瘤、胰头肿瘤等施行了胆肠吻合术的患者，术后因为吻合口狭窄、牵拉、结石或食物残渣等导致吻合口阻塞，胆汁引流不畅或者不能引流，继而出现肝功能损害、黄疸甚至肝衰竭的患者，运用 PTCS 可以很好地解决。由于吻合口靠近左右肝管汇合部，不需要像取胆总管结石那样拐那么多弯，经过的路径也短很多。一般情况下，穿刺左侧或者右侧都可以，寻左肝管或右肝管前进，吻合口位于左下方或者右下方。有的直接就可以看见吻合口，有的首先能看到一些粗纤维食物残渣，有的是残渣阻塞吻合口，取出后就能看见吻合口。有的吻合口狭窄严重，镜下只能看到很小的开口，似小的胆管，注意辨别。有的初看仅仅是一个凹陷，有的甚至没有一点痕迹，遇到这些情况，需要仔细辨别、寻找，必要时再用穿刺鞘扩张开口，再进行取石、扩张狭窄的吻合口、放置引流管或支撑管等。

对于胆道镜下难于发现的吻合口，

从一侧的胆管进入到对侧的胆管，也不能找到吻合口，这种情况就需要从对侧再穿刺，多数可以看到吻合口。极少数情况下，需要两侧结合，一侧慢慢地退，另外一侧边进边寻找，并对可疑开口用导丝进行探查，最终可以发现吻合口。

对于肝胆管结石的治疗，根据我们的体会是：①胆结石的患者，首先采取PTCL进行取石，完全能够达到治疗目的。②胆结石的患者，避免做胆肠吻合术，破坏胆管系统的完整性，影响胆汁正常的排除通道，影响消化功能，及由此产生的逆行感染等并发症给患者造成的终身痛苦。只有在肝外胆管有严重狭窄时才考虑做胆肠吻合术，即使这种情况，通过PTCL行胆管扩张也可以解决。③如果由于胆管肿瘤等疾病需要做胆肠吻合术，断肝总管部位及吻合口位置，不宜太靠近左右肝管汇合部，否则容易受牵拉的影响。④可以切除部分左右肝管壁，形成一个大的吻合口，但是，这样更增加了逆行感染的概率，尽量避免。⑤胆肠吻合术后，须将吻合口周围肠壁固定 3 ~ 6 针，防止牵拉移位，引起左右肝管汇合部闭合。⑥ PTCL 可以取出残余的结石，而且具有可重复性。

6. 肝切除术后结石　自 1958 年由黄志强院士首创采用"肝部分切除"治疗肝内胆管结石以来，已经积累了丰富的经验。肝部分切除术由于切除了梗阻的胆管（结石、狭窄等）、长期梗阻及

反复感染导致严重损害的甚至没有功能的肝组织，多数是切除左外叶、左半肝，疗效肯定。通过几十年的丰富经验，黄志强院士总结出了肝胆管结石行肝部分切除的适应证，主要是：

（1）肝内胆管结石：①难以取尽的左肝或肝左外叶结石；②肝区域性结石合并肝胆管狭窄；③区域性结石合并肝叶的纤维化、萎缩；④结石梗阻合并梗阻部位以上的慢性肝脓肿或多发性肝脓肿；⑤右肝的结石合并严重胆道狭窄、感染、胆瘘等并发症。

（2）肝胆管狭窄：一级至三级肝胆管狭窄伴有狭窄以上的肝内胆管结石、肝纤维化、萎缩、脓肿形成，狭窄处不易为手术纠正者。

另外，如肝内胆管出血以及切除部分肝方叶或肝右前叶以增加对肝门部胆管的显露等（详见第十四章第一节）。

然而，由于肝内胆管结石的部位及操作者技术、器械等原因，残肝内结石不能取尽，而且多数患者在不同的时间内先后复发。所以，肝内胆管结石不能一切了之。近年来，随着医疗技术的发展，特别是 PTCL、PTCS 技术的发展，肝内外胆管结石的治疗水平有了显著的提高，很多原来开腹或腹腔镜下取不了的结石可以取出，取不干净的结石能够取尽，纤维胆道镜到不了的三级、四级胆管内的结石也能够取出，绝大多数的肝内胆管结石都可以通过 PTCL 取出，以前需

要切肝的病例也不需要切除肝脏就能解决，避免了有功能肝脏的切除。结合我们的经验，只有在下列情况时，笔者才行肝部分切除术：

7.肝胆管结石行肝切除术的适应证

（1）一侧或一叶的肝胆管结石和（或）狭窄，伴有肝组织的纤维化致萎缩无功能者；

（2）一侧或一叶的肝胆管结石和（或）狭窄，伴有多发性肝脓肿或肝管积脓，胆瘘形成者；

（3）一侧或一叶的肝胆管结石、狭窄及引起的囊性扩张或萎缩，不能排除有癌变者。

（4）肝胆管结石因为手术导致严重出血等并发症者（详见第十四章第一节）。

肝切除术后残余或复发结石，根据不同的肝脏切除部位，采取不同的入路。左外叶肝脏切除后的胆结石，有的在残端胆管，多数是手术残留的，有的在矢状部胆管，有的甚至形成一个大的囊状扩张，里面充满结石。形成囊状扩张的胆管，可以直接穿刺到扩张的胆管内取石，注意避开粘连到肝断面的胃肠等组织，也可以通过穿刺右侧胆管再向左取出囊内结石。位于胆管矢状部、左肝管的复发或残留结石及左外叶残端胆管的结石，参照前面"左肝内胆管结石"穿刺取石。

左半肝切除后的胆结石，残余和（或）复发的结石，根据结石部位、大小及胆管的扩张情况，确定穿刺的靶向胆管，进行取石。参照"右肝内胆管结石"部分。

右后叶、右前叶及右半肝切除后的胆结石，残余和（或）复发的结石，由于肝切除后，肝脏的形态、结构会发生变化，因而肝内胆管也会变形，需要根据变化的胆管、结石部位、大小及胆管的扩张情况，确定穿刺的靶向胆管，进行取石。参照"左肝内胆管结石；右肝内胆管结石"部分。

8.穿刺部位、取石范围

根据结石所在部位、大小、长度，结石远端、近端胆管扩张情况，结合肝内外胆管结石分布，患者的肝功能及全身情况，确定当前需要解决的主要问题，从而确定穿刺的靶向胆管。确定靶向胆管的原则是：一针技术，一次穿刺能够最大范围地取出肝内胆管结石，使肝内胆管立即得到最大范围的畅通，胆汁引流通畅，胆管所属的区域肝脏能够尽快地恢复功能。通常靶向胆管可以在扩大的肝内胆管，结石远端、近端，右肝管、左肝管，健侧穿刺，病变侧穿刺等，即就近原则、远端原则，扩张胆管，直接穿刺，端点穿刺，顺路原则，对侧穿刺等。

笔者经过多年的临床总结，确定了一个"黄金穿刺三角"，即右前叶胆管、右后叶胆管与右肝管三管汇合部各0.5 cm范围内，此点穿刺能够取出胆总管、右后叶胆管内、左肝管及其各二级、三级胆管内结石，取石范围最大，效果更好。

9. 不适合穿刺的情况　通常情况下，凡是肝内胆管有扩张的肝内外胆管结石，都能够通过 PTCL 取石。对于经验丰富的医生来说，大部分肝内胆管不扩张的肝内外胆管结石也可以通过 PTCL 取石。然而，在临床工作中，有一部分胆管结石，难以穿刺成功。①结石远端胆管不扩张，胆管紧密包绕结石；②结石位置表浅，虽然胆管扩张，容易穿刺，但是，由于结石位置表浅，穿刺靶向胆管也表浅，加之患者的呼吸运动，在扩张建立取石通道过程中，容易滑脱；③胆管小，扩张不明显。虽然笔者曾成功穿刺 3.0 mm、2.5 mm 大小的肝内胆管，并顺利扩管、取石。但是，笔者认为通常胆管小于 3 mm，超声定位难度大，穿刺成功就很困难。这些病例术前经过超声医生检查，均认为不能定位引导，术中在经验丰富的超声医生的全力配合下，找到胆管，且均认为不能穿刺到的情况下，笔者根据超声引导结合胆管的解剖特点，凭借丰富的穿刺经验和灵敏的手感，穿刺成功。术者和超声医生的配合十分重要。

10. 合并胆囊结石的胆管结石　对于合并有胆囊结石的肝内外胆管结石，单纯的 PTCL 不能够解决胆囊结石的问题，这种情况下需要多镜联合手术，各尽其责，采用 PTCL 取出胆管结石，腹腔镜胆囊切除解决胆囊结石问题。那么是先做 PTCL 还是 LC？如果先做 PTCL，后做 LC，在做 LC 的过程中，PTCL 留置的引流管容易脱落；如果先做 LC，则在行 PTCL 的时候，由于腹腔气体的干扰，超声定位有困难。笔者的经验是根据情况，两者都可以。如果先做 PTCL，结束后必须留置导管鞘、引流管和导丝，导管鞘质地较硬，能够起到很好的固定作用，不至于在患者呼吸时被顶出肝外，引流管和导丝置于胆总管或对侧肝管内，并尽量放长一些，且须与导管鞘固定在一起，这样才不至于滑脱。如果先做 LC，在做 PTCL 的时候，气体干扰不能定位，可以在肝脏表面注射生理盐水，充当介质，使超声能清楚地显示肝内胆管。

总之，对于肝内外胆管结石的治疗，应该首选 PTCL，既能够取尽胆管各个部位的结石，又能保持胆管系统的完整性，还能避免对 Oddi 括约肌的损伤，同时能够最大限度地保留肝脏。

下面是行"经皮肝穿刺胆管取石术（PTCL）"时，硬质胆道镜下常见的胆管结构示意图（图 8-9）。

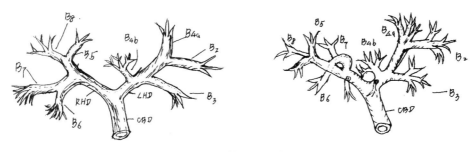

图 8-9 胆管结构示意图

第八节 PTCL 术后处理

1. 常规治疗　按照肝胆手术常规，术后行护肝、补液、维持水和电解质及酸碱平衡等治疗。

2. 激素　术后第一天常规使用激素一次，通常用甲泼尼龙琥珀酸钠 80 mg，静脉注射；或者"地塞米松 10 mg，静脉滴注"；或者"氢化可的松 100 ~ 200 mg，静脉滴注"。

3. 抗生素　由于胆结石患者几乎都是反复发病、反复感染、反复治疗，在当地医院反复使用抗生素治疗，通常使用抗生素级别都较高，三代，甚至更好，所以入院后需要根据病史及病情，胆汁培养及药物敏感试验结果等决定抗生素类型及级别，不能太低，否则无效，延误治疗。

4. 维生素　常规维生素 K_1 30 mg 等。

5. 并发症处理　胸腔积液、胆道出血、胆汁漏、引流管脱落、肺部感染等，须及时发现、及时处理。

详见第八章第九节"PTCL 术后并发症及处理"。

6. 复查　术后 1 个月复查超声、CT，根据情况决定拔管或再取结石。如果结石取尽，行造影，示胆总管下端通畅，可以拔管；如果有少量小结石，且位于远端胆管内，对肝脏没有影响，也可以拔管；其他情况的残留结石，需要再手术取石。如果原通道取不到，则需要另外穿刺。

7. 引流管的处理　留置引流管通常需要 1 个月甚至更久，所以需要缝合固定 2 针，且每一针要缝合深而宽，可以采用褥式缝合。如果时间长，发现缝线松动、脱落，立即到就近医院缝合固定。如果引流管脱落，应立即到医院，用其他小号引流管放入，然后到手术医院处理。

8. 防止复发　目前没有明确的能够防止肝胆管结石形成的药物。在排除胆管狭窄的情况下，改变饮食习惯，改变生活习惯，使胆汁的成分及其间的比例有所改变，可以减少结石的形成。服用熊去氧胆酸等药物，能够使胆汁的性状发生一定的变化，有助于延缓、减少结石的形成。

第九节 PTCL 主要并发症及处理

1. 出血 PTCL 引起胆管内出血，通常有以下一些原因：①肝硬化门静脉高压、凝血功能差；②胆管黏膜炎症糜烂，结石嵌顿，血管变异；③长时间反复操作，粗暴操作；④器械损伤：胆道镜、网篮及碎石等；⑤窦道扩张损伤；⑥胆道感染严重；⑦定位不准确，穿刺、扩张损伤血管，甚至直接穿刺进入下腔静脉、门静脉主干或分支内等。通过超声定位、引导穿刺，大大的减少了损伤血管，特别是大血管的概率。

出血的处理：①窦道内注射保留稀释的"去甲肾上腺素液"；②肝组织（窦道内）出血以鞘管压迫；③胆管出血点以电凝止血、液电止血、激光止血均可；④可用引流管压迫止血；⑤必要时胆道镜探查；⑥介入栓塞，严重者需要手术切除肝脏。一旦出现出血，必须止血后才能够结束手术，引流管内为胆汁，才能离开手术室。切忌出血没有止住，放置引流管并夹闭就离开手术室，给患者造成生命危险（图 8-10 至图 8-13）。

2. 感染性休克 胆管结石患者，均不同程度地存在感染，部分患者感染严重，手术后可以出现感染性休克。术前感染严重者，可以先行 PTCD，感染减轻后再行 PTCL。对于长期使用激素，经过化疗后的患者，需要特别注意。术前用抗生素，三代。我们的经验是在手术开始时，给予甲泼尼龙琥珀酸钠80mg，静脉推注，可以显著减少患者术后感染加重及休克。需要强调的是术中一定要严格按照无菌技术要求操作。

3. 猝死 如果患者全身情况差，需要先治疗后再根据情况行 PTCL，特别是肺部功能差的患者，需要术前充分评估手术的安全性。手术中根据患者的心率、血压及血氧饱和度判断手术的进行，手术时间一般控制在 3 小时左右。取左肝胆管结石特别是左外叶靠近心脏位置时及气压弹道或者液电碎石时需要注意其对心脏的影响，谨防引起心搏骤停。

4. 肝功能衰竭 术前对肝脏功能评估不准确，手术时间过长及手术出血较多等，都可能引起肝功能衰竭。

5. 医源性器械损伤 硬质胆道镜、

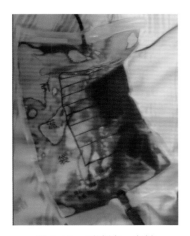

图 8-10　引流液：血性

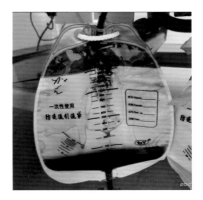

图 8-12　引流液：胆汁，较浓

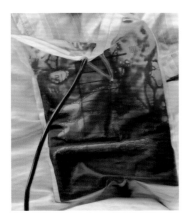

图 8-11　引流液：血性，含少量胆汁

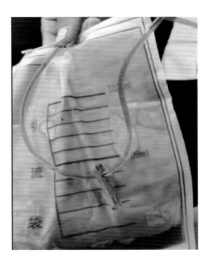

图 8-13　引流液：胆汁

穿刺导管及鞘、网篮、取石钳、碎石等都可以引起胆管损伤，所以手术操作时需要做到"黄氏四要素：稳、准、轻、巧"，避免损伤胆管、血管，引起出血、穿孔等并发症。

6. 体温降低、寒战　对于部分结石多、范围广的患者，为了取出更多的结石，手术时间过长、水未加温、冲洗低温液体过多等，都会导致患者体温降低。手术中注意保温、冲洗液加温到35℃左右、控制手术时间等，是防止体温降低的重

要保证。

7. 呕吐、腹胀　胆总管结石取出后，灌注液容易进入十二指肠，部分反流入胃，由胃管引流出，麻醉后一定要安置胃管。部分灌注液进入肠道，一般无须处理，如果进入较多，会引起腹胀，术后用开塞露1～2次即可，严重者甚至出现腹泻，通常排便1～2次就停止，不要特殊处理。

8. 引流管脱落　手术后放置硅胶引流管，通常在1个月后复查，根据情况

确定是拔出或者再次取石，如果有的是支撑狭窄胆管者放置时间会更长，部分会脱落，所以固定时需要缝得宽而深，能够减少和避免引流管松脱。如果发现松脱，可以在局麻下行缝合、固定。如果由于外力完全脱出，可以到就近医院安放较小的引流管或者尿管，然后到手术医院进一步处理。

9. 胆汁漏　较少见，由于操作过程中，鞘管脱出，或者手术结束时放置的引流管与鞘管不配套，有部分胆汁漏出至肝脏外，进入腹腔，一般不需要处理，较多者，可以穿刺置管引流；部分患者胆汁漏出到皮肤伤口外，及时换药，严重者需要再缝合加固 1 ~ 2 针（图 8-14）。

10. 胸腔积液　经剑突下穿刺左肝胆管，一般不易出现胸腔积液。经右季肋部穿刺右肝胆管时，由于对膈肌有刺激，有时候甚至会经过肋膈角穿刺，会出现一定的胸腔积液，一般不需要处理，能够自己吸收。积液多者，会引起呼吸困难，需要穿刺抽出或者置管引流。重

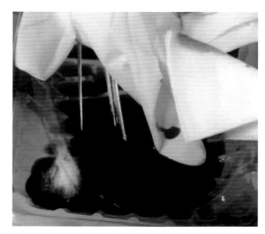

图 8-14　胆汁漏：PTCL 术后腹腔穿刺液，胆汁，含少量血性液

要的是及时发现，及时处理。术后第 2 天常规行超声检查或者胸片（立位或半卧位），了解有无胸腔积液及积液情况，以便及时处理。术后 1 ~ 2 天如果出现胸闷、呼吸不畅，甚至血氧饱和度下降，应该及时复查胸片或者超声探查，了解有无胸腔积液。

11. 肝周脓肿　极少发生，主要由于肝周积液、积血及漏出胆汁积聚形成。一旦发现，可以根据脓肿的大小行穿刺抽出或者置管引流。

第十节　PTCL 出血及防治

一、出血分类

（一）按照原因分类

1. 肝功能损害　肝胆管结石的患者，

都有一个特点，就是病程长，几年到十几年，甚至更长时间的病程，有的是发现有肝胆管结石后，由于没有疼痛等不适，一直未治疗；有的甚至出现腹痛等

临床表现后还采取保守治疗，反复多年后才手术治疗；还有的是一发现就行开腹或者腹腔镜手术治疗，由于手术的局限性，残留结石、复发结石而反复地手术，时间长达十年以上。长期的肝胆管结石，造成肝胆管梗阻，胆汁瘀滞，导致肝细胞损害，肝纤维化，最后形成肝硬化、门静脉高压等，使肝脏及机体发生一系列的病理生理改变，如肝功能差、凝血功能障碍等，手术时容易出血。

2.胆管病变　肝胆管的化脓性炎症引起胆管壁充血、肿胀、黏膜糜烂，受到触碰时容易出血。术中取石器械如网篮、胆道镜、导管鞘等与之接触、摩擦，容易出血。如有结石嵌顿于胆管内，取石时器械、结石与胆管壁间的摩擦，容易引起出血。在需要转角度器械才能够进入的胆管内取石，更应该注意，防止胆管壁被撕裂引起出血。碎石后的结石，边缘锐利，部分如刀片一样锋利，在网篮取出过程中，须掌握好速度和力度，否则会划破胆管壁，引起大出血。

3.创伤　长期肝胆管结石的患者，由于胆汁瘀积性肝硬化、肝功能损害、凝血功能异常及胆管壁的病变等因素，本身就容易出血。穿刺、扩管、胆道镜探查、碎石、取石时对肝脏、血管、胆管都有不同程度的损伤，特别是刚开展此项的手术人员、操作不熟练人员，造成的损伤更大一些，稍有不慎就会引起不同程度的出血，严重者将危及患者生命（图8-15）。

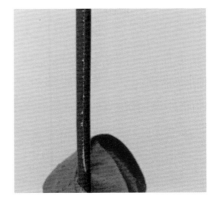

图8-15　划裂的导管鞘
（结石较大，强行用力拉出导致）

4.医源性　对于刚开展PTCL的医疗单位、操作不熟练的医务人员及动作粗暴的各级医生等容易在手术过程中造成出血，有的甚至严重的出血，危及生命。定位不准确、反复穿刺、穿刺到门静脉分支和（或）肝静脉分支、穿刺到胆管对侧肝组织、血管甚至腹腔内组织、器官，如门静脉主干、下腔静脉等，特别是通过介入穿刺、C臂机下穿刺者，更容易发生误穿刺到大血管的危险。取石过程中的暴力操作等，都容易导致胆管损伤出血。笔者20世纪90年代初就开始通过超声定位引导行PTBD、PTCD，并将该技术传播到全国各级医院，大大地降低了经皮肝穿刺胆管的穿刺风险，显著减少经皮肝穿刺胆管的出血等并发症。

笔者根据多年的经验，总结出PTCL操作的"黄氏四要素"：稳、准、轻、巧，能够显著减少出血，避免严重出血，既能够有效地取石，又能够保证患者的生命安全。

（二）按照部位分类

1.瘘管段肝实质内出血 由于穿刺针及导管对肝组织及血管的损伤，特别是穿刺的靶向胆管前方（腹侧）有门静脉和（或）肝静脉分支时，容易引起出血，所以超声定位、引导时必须避开穿刺的靶向胆管前方的门静脉和（或）肝静脉分支，穿刺顺利进入靶向胆管，是避免瘘管段肝组织出血的必要前提条件。

2.胆管内出血 如前所述，胆管内出血主要是由于长期、反复的胆管壁炎症引起的胆管壁病变及术中各种医疗器械、结石与之接触、摩擦、撕裂时导致，操作粗暴也是引起胆管出血的重要原因。为避免胆管内出血，在行PTCL操作时，须按照"黄氏四要素"的原则进行。

3.肝内胆管外血管出血 包括Glissons鞘内的门静脉各级分支、肝动脉各级分支和Glissons鞘外的肝静脉各级属支，主要是由于穿刺时定位不准确误穿入血管、未避开位于靶向胆管前方（腹侧）的血管、扩管时判断不准导致导管穿刺到胆管壁对侧的肝组织及血管等造成。所以，无论是初期开展PTCL的医疗单位还是开展时间长、手术例数多的医疗单位，都应该在超声的定位引导技术、穿刺的技术技巧、靶向胆管的选择等方面提高，以减少、避免上述意外的发生。

4.肝外组织器官出血 早期的PTCL，由于对超声引导PTCD、PTBD

不熟悉，通常采用C臂机下穿刺，或者由介入科在X光机下穿刺，后来发展到DSA下穿刺，由于它们均是在二维平面下，定位不准确、反复穿刺、穿刺到肝脏外的腹腔内组织、器官，如门静脉主干、下腔静脉等，发生大出血，危及生命。手术中，操作粗暴，硬质胆道镜、一次性鞘管等穿破胆总管壁，损伤十二指肠、门静脉主干，穿破下腔静脉，导致大出血等，均可危及生命。

二、出血的处理

如前所述，肝胆管结石的患者，绝大多数都合并有肝硬化、门静脉高压，加上结石引起胆管梗阻、化脓性炎症等，肝功能差，凝血功能障碍等，手术时容易出血。所以，在PTCL前，需常规行护肝等治疗，改善肝功能和凝血功能，通常需要在凝血功能正常或者接近正常的情况下进行手术，比较安全。

下面详细介绍手术中各个阶段各种导致出血的情况及相应的处理方法，如能够正确使用，都能够达到止血的目的。

1.穿刺针穿刺到门静脉分支或肝静脉分支引起出血 如果出现这种情况，应立即退针，压迫穿刺部位肝脏，如行右肝穿刺，则压迫右季肋部穿刺部位肝脏，如果是经剑突下穿刺左肝，则压迫剑突下并斜向右上方。通常压迫3分钟便可以达到止血目的。

2.导管扩张通道后，进镜见出血

如果胆道镜下见鞘管在肝组织内，肝组织内有出血，则：①镜下见导丝未入穿刺部位靶向胆管，则退镜、退鞘，压迫穿刺部位 3 ～ 5 分钟；②如果镜下见导丝已经进入胆管，则继续扩张后，导管及鞘管快速进入胆管，能够达到压迫止血的目的。

3. 最危险的出血　扩张通道后进镜，见鞘管在血管内，即导管直接扩张至门静脉分支内，这种情况出血多，危险大，应马上退镜退鞘，压迫穿刺部位肝脏 3 ～ 5 分钟，一般可以止血。这种情况下，切忌使用稀释的"去甲肾上腺素液"冲洗，防止因稀释的"去甲肾上腺素液"进入血管，导致血压快速升高，心率下降，引起危险。

4. 器械损伤性出血　在取石过程中，由于器械（网篮、胆道镜、导管鞘、碎石器械等）引起的出血，以鞘压迫，或者用"去甲肾上腺素液 1 mg+ 生理盐水 150 mL"冲洗，多能止血。

5. 操作粗暴性出血　取石过程中，因用力过大，动作粗暴，导致胆道镜或者导管鞘等损伤胆管壁而致的出血，出血较大，冲洗"去甲肾上腺素液"不易止血，需要鞘管压迫等方法才能止血。

6. 摩擦性出血　结石嵌顿于胆管内，网篮取石时网篮会与胆管壁摩擦，导致出血，鞘管压迫或用"去甲肾上腺素液"多能止血。

通常情况下，对于凝血功能正常或基本正常的患者，"去甲肾上腺素液"与鞘管的联合使用，出血多能止住。对于未能止住出血者，需要使用以下方法：将导管鞘退至出血胆管开口，堵住开口，或退至出血部位旁，放入导管冲洗"去甲肾上腺素液"20 ～ 30 mL，堵住导管开口，3 ～ 5 分钟，观察出血是否停止，必要时再按照上法处理一次，出血多能止住。也可用"冰去甲肾上腺素液"即 4℃ 生理盐水 150 mL+ 去甲肾上腺素一支，冲洗并留置 3 ～ 5 分钟，效果更好。

如果经过上述处理，术中出血未有效止住，必须马上停止手术，防止出血过多致生命危险。

术中出血未有效止住或出现休克者，在输血等积极抢救休克的同时，应行术中血管造影、栓塞，明显出血的部位上述方法又不能止血时，应中转开腹行肝动脉分支、门静脉分支结扎、栓塞或者肝叶、肝段切除术。切忌放置引流管即结束手术，离开手术室，造成患者生命危险。切记：最好的止血方法是外科医生的应急处理！一切把希望寄托在出血自行停止的，都会给患者造成巨大的危险！

如果门静脉分支出血难以止血，有条件的医疗单位，可术中超声引导下行门静脉分支穿刺注入栓塞剂，即行 PVE 等，可以达到止血目的。

7. 术后引流管出血　常见的原因是引流管与肠黏膜、胆管壁摩擦所致，根据造影结果，如果引流管在肠腔内，将引流管退至胆管腔内，基本就能够解决出血问题。如果引流管是在胆管内，可用"去甲肾上腺素液"冲洗，可以止血。如果引流管在胆管内，反反复复出血，应该适当退管。有的是由于引流管脱出于肝脏表面，戳伤肝表面引起出血，超声、CT或造影检查明确后，退出引流管即可。

术后在病房发现出血者，采取保守治疗效果不佳时，应积极采取介入治疗，一方面明确出血部位，另一方面，同时行栓塞止血。如果效果不佳，应立即手术，行肝动脉结扎、门静脉分支结扎术、肝切除术等。

（黄　刚）

参考文献

［1］Nimura Y. Percutaneous transhepatic cholangioscopy（PTCS）［J］. Stomach Intestine，1981，16：681-689.

［2］张宝善，山川达郎，王芳瑞.经皮经肝胆道镜的临床应用［J］.中华外科杂志，1985，23（5）：353-355.

［3］Zhang XW, Zhang YS, Zhang D. Extrahepatic bile duct stones in clas-sification and treatment methods［J］.Chinese J Practical Surg, 2009，29（9）：790-792.

［4］张学文，杨永生，张丹.肝内胆管结石分型及治疗方法选择［J］.中国实用外科杂志，2009，29（9）：790-792.

［5］董家鸿，郑树国，陈平，等.2011中国肝胆管结石病诊断治疗指南［M］.北京：人民卫生出版社，2011：11-12.

［6］Ozcan N, Kahriman G, Mavili E.Percutaneous transhepatic removal of bile duct stones: results of 261 patients［J］.Cardiovasc Intervent Radiol, 2012，35（4）：890-897.

［7］Lee JH, Kim HW,Kang DH, et al. Usefulness of percutaneous transhepatic cholangioscopic lithotomy for removal of difficult common bile duct stones［J］.Clin Endosc, 2013，46（1）：65-70.

［8］Demirel BT, Kekilli M, Onal IK, et al. ERCP experience in patients with choledocho-duodenostomy: diagnostic findings and therapeutic management［J］.Surg Endose, 2011, 25（4）：1043-1047.

［9］董家鸿，黄志强，蔡景修，等.规则性肝段切除术治疗肝内胆管结石病［J］.中华普通外科杂志，2002，17（7）：418-420.

［10］刘衍民，曾可伟，王纯忠，等.改良的经皮经肝胆道镜术治疗肝内胆管结石(附15例报告)［J］.外科理论与实践，2004，9（6）：485-486.

［11］黄志强，黄晓强，宋青.黄志强胆道外科手术学［M］.2版.北京：人民军医出版社，2010：258-259.

［12］黎介寿，吴孟超，黄志强.手术学全集：普通外科卷［M］.北京：人民军医出版社，1996：770-771.

第九章

胆总管结石的 PTCL 治疗

第一节 治疗概述

单纯胆总管结石在肝胆管结石中占有一定比例，一部分是原发的胆总管结石，一部分是继发的，由胆囊结石或者肝内胆管结石掉入胆总管形成。

胆总管结石是造成急性梗阻性化脓性胆管炎的主要原因之一，其机制是胆总管梗阻后，胆总管等胆管系统内压力升高，胆管扩张，管壁增厚，胆管黏膜充血水肿，管壁通透性增加，炎性细胞侵入，胆管黏膜上皮糜烂，化脓等改变，导致化脓性胆管炎。大量细菌和毒素引起肝细胞的肿胀、变性及坏死，胆小管破裂形成胆小管门静脉瘘，形成多发性肝脓肿，引起胆管出血，导致全身化脓性感染和多器官功能损害等严重后果，甚至引起生命危险。

单纯胆总管结石的治疗方法通常是腹腔镜手术或者开腹手术，行胆总管切开取石 +T 管引流术。如果患者全身情况差，凝血功能差，则只能够采用非手术方法，先行 PTCD 治疗，待病情有所改善后再手术治疗。有的医院采用经内镜鼻胆管引流术（endoscopic nasobiliary drainage，ENAD）。该方法通常需要切开 Oddi 括约肌，影响括约肌的正常功能，笔者不推荐。

PTCL 治疗胆总管结石，具有不切开胆总管、不切开 Oddi 括约肌，保持胆管系统完整性的优点。

根据胆管的解剖结构特点，由右肝肝胆管路径进入胆总管比较容易，而且取石较方便，因此，运用 PTCL 治疗胆总管结石，通常经右肝胆管穿刺。选右前叶胆管作为靶向胆管，取右季肋部肋间隙进针，由右斜向左后下方穿刺，经肝实质后进入右前叶胆管。成功穿刺、扩张后，硬质胆道镜经建立的瘘管进入右前叶胆管，继续向左向后向下（胆道镜向前向左）便进入右肝管，镜头稍向左上方挑起继续前进，便能够清楚看见左前方的左肝管、右前方的左右肝管汇合部即肝总管入口。胆道镜要进入肝总管及胆总管，需要调整角度，使胆道镜头向右向后向下，才能顺利地进入胆总管。取尽结石后，胆道镜继续前进，可以见到胆总管末端向右转，再向右撇胆道镜头，即可以清晰地看见 Oddi 括约肌，然后通过 Oddi 括约肌进入十二指肠，清楚地见到十二指肠黏膜。部分患者胰腺段胆管向右拐入 Oddi 括约肌的角度较大，胆道镜达到 Oddi 括约肌的难度增加，此时须注意使用胆道镜的力度和方向，避免损伤胆管壁，甚至戳破胆管壁至腹膜后，造成胆漏、腹腔或腹膜后感染等并发症。

部分患者由于种种原因，如右肝内胆管不扩张、曾经行右肝部分切除或右半肝切除术等，需要经左肝穿刺才能够成功建立通道，取出胆总管、肝总管结石。穿刺左肝内胆管的优点是硬质胆道镜进

入胆总管后，容易看见并进入 Oddi 括约肌，通过 Oddi 括约肌进入十二指肠，清晰地看见十二指肠黏膜。其缺点是硬质胆道镜进入肝总管时有一定的难度。由于胆管解剖结构特点，硬质胆道镜经鞘管进入胆管后，需向后向右向下进入左肝管，然后需要将胆道镜向左拐并向上挑起，胆道镜才能够顺利进入肝总管及胆总管，一旦胆道镜到达胆总管下端，稍向右拐即可以见到 Oddi 括约肌，顺利进入十二指肠。经左肝穿刺入路较经右肝穿刺进入胆总管难度大，而且由于受力的原因，容易使硬质胆道镜发生变形、弯曲，甚至光纤受损而不能再使用，因此，要注意运用胆道镜的力度及方向。有的患者术前曾行 ERCP 取石，特别是多次取石者，由于 Oddi 括约肌松弛，在取石中受水压的影响，结石可通过括约肌进入十二指肠内，这时需要反复检查，确认肝胆管内无结石后才能结束手术，避免遗留被水冲入其他胆管内的结石。

第二节 病例分析

一、病例 1

患者女性，82 岁。2 天前出现右腰背部疼痛，无发热等不适，入院后经 CT

等检查，诊断"胆总管多发结石并肝内外胆管炎"。查体：BP 171/89 mmHg，皮肤巩膜无黄染。余（−）。

（1）既往史：原发性高血压、脑动

脉供血不足、2 型糖尿病并神经系统并发症、慢性肾功能衰竭、β 型地中海贫血（中度）、痛风性关节炎。

（2）CT 报告：胆总管下端结石并肝内外胆管炎（图 9-1 至图 9-8）。

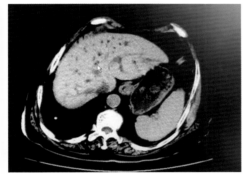

图 9-1　CT：平扫　肝内胆管广泛扩张

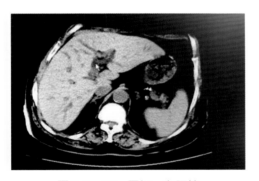

图 9-2　CT：平扫　左肝管

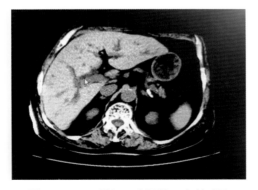

图 9-3　CT：平扫　右肝管、右前叶及右后叶胆管

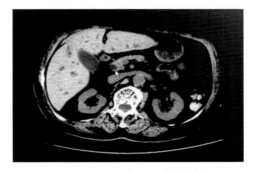

图 9-4　CT：平扫　胆总管扩张

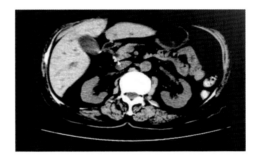

图 9-5　CT：平扫　胆总管结石（1）

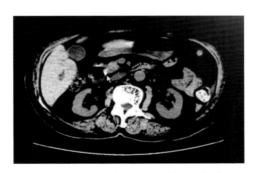

图 9-6　CT：平扫　胆总管结石（2）

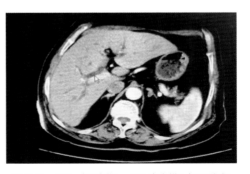

图 9-7　CT：门脉期　CT 穿刺靶点及路径

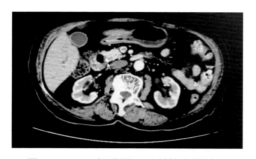

图 9-8　CT：门脉期　胆总管末端结石

（3）MR 报告：①胆总管下端结石并肝内外胆管炎；②老年性肺气肿；③心影增大，主动脉硬化。

（4）要点分析：①患者老年，胆总管结石，结石不多，通常行左肝或右肝穿刺取石均可，以右肝穿刺为佳，便于取石；②患者除左肝管、右肝管扩张外，肝内胆管扩张不明显，特别是做右肝穿刺常用的右前叶胆管扩张不明显，术中可以根据情况选择穿刺右肝管，穿刺时需要注意，切勿损伤门静脉右支，以免出血。

（5）手术要点：①术中超声探查，见右前叶胆管无明显扩张，确定穿刺右肝管起始部，但其前方（浅表）穿刺路径上有较多血管，遮挡在穿刺路径上，经反复超声探查，找到可以避开血管的穿刺路径，但其胆管穿刺点在靠近肝总管入口处（即左右肝管汇合部），靠近门静脉主干，风险较大，需要精准穿刺，避免引起出血；②超声定位后，无穿刺架下对准靶向胆管即右肝管近肝总管入口处穿刺，见穿刺针顺利进入右肝管内，但以注射器回抽未见胆汁，遂继续进针至

手有突破感，回抽见胆汁，穿刺成功，置入导丝，顺利扩管至 16 Fr，并留置鞘管；③进镜，见少许胆汁及血性液，鞘仍未进入胆管内。退镜，再用导管向前扩张约 1 cm，进镜后见胆总管腔，内有一小血凝块，少许絮状物及数粒黑色结石，其中两粒较大，均取出。胆总管壁正常，直到胆总管末端未见结石，可以清晰地见到 Oddi 括约肌，通畅；④退镜，见左上方一胆管开口，系左肝管口，以网篮探查，但因网篮质地较硬等原因，不能进入。退镜至穿刺口，见右肝管内一黑色结石，取出之。再进镜，至胆总管内又见一漏网小结石，取出；⑤全面检查术野内胆管，未见结石等异常物，置 16 Fr 引流管于胆总管内，约 15 cm。术毕，术中无出血，冲水约 2000 mL（图 9-9 至图 9-11）。

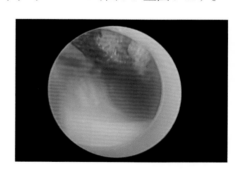

图 9-9　镜下胆总管结石

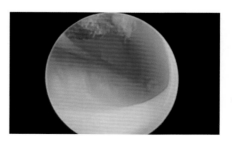

图 9-10　胆总管末端结石及 Oddi 括约肌

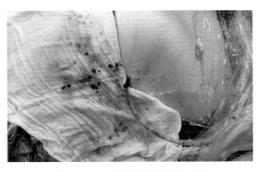

图 9-11　术野及取出结石部分

二、病例 2

患者女性，61 岁。患者 20 余天前出现"上腹部疼痛"在当地入院，行 CT、MR 检查提示肝内外胆管结石、胆管炎。经抗炎等治疗后缓解出院。现再次住院，以"肝内外胆管结石并胆管炎"入院。体查：BP 172/90 mmHg，腹部见腹腔镜手术瘢痕，腹软，无压痛等。

15 年前行子宫切除术。3 年前行腹腔镜胆囊切除术，术前、术后分别行 ERCP 胆总管取石。

（1）CT 报告：胆总管结石并胆管炎（图 9-12）。

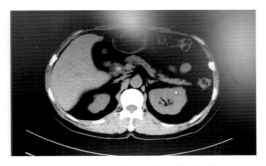

图 9-12　CT：平扫　胆总管下端结石

（2）MRCP 报告：左右肝管、胆总管结石并胆管炎（图 9-13 至图 9-15）。

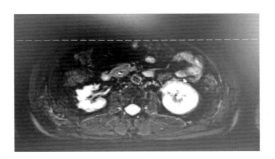

图 9-13　MR：胆总管结石

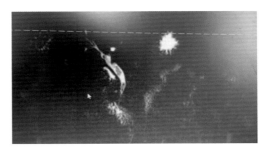

图 9-14　MRCP：胆总管结石

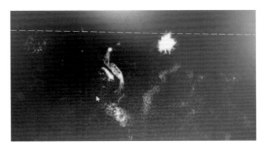

图 9-15　MRCP：胆总管结石，左肝管结石

（3）要点分析：①该病例系胆总管结石为主，并少量左右肝管结石，但右肝管及右肝内胆管不扩张，左肝管扩张明显，左肝内胆管扩张不明显。②通常情况下选取左肝管穿刺，但该病例左侧穿刺路径上血管丰富，阻挡了左肝穿刺路径，超声反复检查没有通路，无法穿刺。而右肝管仅在左侧快进入肝总管处可见，3 ~ 4 mm 大小，且路径上也有很丰富的血管，仅一狭窄区域可见穿刺路径，但

尚有一支肝静脉分支，需要小心绕过，然后再绕回才能够顺利穿刺到右肝管。

（4）手术要点：①超声定位后，无穿刺架下，超声可视下穿刺入肝，贴近肝静脉分支处，穿刺针头绕过血管，继续进针，然后绕回至原路径，前进至右肝管靶向穿刺点，即右肝管近肝总管入口，进针约 9 cm，回抽见胆汁，一次穿刺成功。②顺利一次扩张瘘管至 16 Fr，硬质胆道镜巡鞘进入，见导丝进入肝管，胆汁流出至鞘管，鞘尚未进入胆管内。退镜，再用 16 Fr 导管扩张，进镜，见鞘仍未进入肝管，胆道镜可以顺利进入肝管，表明鞘过大，不能进入右肝管，遂更换 14 Fr 导管鞘，仍不能通过扩张进入右肝管。决定将鞘停留于胆管壁外，以胆道镜进入右肝管，清晰地看见肝总管入口，胆道镜顺利进入，见肝总管、胆总管内少许絮状物及小结石，取出，未见其他结石。继续进镜，见 Oddi 括约肌松弛，胆道镜顺利进入十二指肠降部，见肠黏膜，退镜。边退镜边检查胆总管，仍未见结石。胆道镜退出肝总管入口，转入左肝管及左肝内各支胆管，均未见结石，退镜至肝总管口，再次进入肝总管、胆总管内检查，未见结石。胆道镜再次进入左肝内胆管检查，无结石及出血等异常，留置 14 Fr 引流管，长度约 17 cm，术毕（图 9-16 至图 9-19）。

考虑患者由于多次行 ERCP，切开 Oddi 括约肌，导致括约肌松弛，在胆道

镜加压冲水的情况下，多数结石掉入肠道。

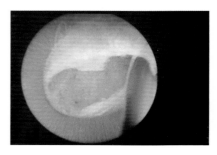

图 9-16　右肝管较细，14Fr 鞘不能进入胆管，只能置于穿刺口外探查、取石

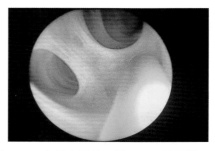

图 9-17　左肝内胆管无结石，四级胆管开口

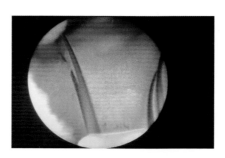

图 9-18　胆总管下端，Oddi 括约肌

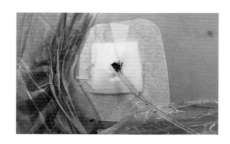

图 9-19　术毕，引流管及清亮胆汁

（黄　刚）

第十章

胆总管结石合并胆囊结石的双镜联合治疗

第一节 治疗概述

胆总管结石合并胆囊结石的患者占胆石病患者的 5% ~ 29%，胆总管内结石一部分是原发性的，另一部分是继发性的。胆囊结石合并胆总管结石的治疗，通常采用 ERCP+LC 与 LCBDE+LC。有研究认为 ERCP 与 LCBDE 两者取石成功率、单次净石率差异均无统计学意义，但术后有急性胰腺炎、胆漏等并发症发生，且两者并发症的发生各有一定的特点，ERCP+LC 组胆漏发生率较低，但胰腺炎发生率较高，其原因可能是 ERCP 通常需要行 Oddi 括约肌切开，才能顺利地取石，如果结石较大，切开 Oddi 括约肌的范围随之增大，不但有导致急性胰腺炎的可能，还有引起出血、穿孔、反流性胆管炎的可能，甚至可能增加胆管癌的发病概率。LCBDE 不需要切开 Oddi 括约肌，但须切开胆总管壁，取石

后需要再缝合，破坏胆总管壁的完整性，存在引起胆管狭窄、胆漏、胆管炎等的可能。

对于部分患者，如曾行胃肠道重建术、十二指肠乳头部结石嵌顿、肝内胆管结石、胆道狭窄、腹部手术史等的患者，不适宜行 ERCP 及 LCBCE，即使行开腹手术，处理也较困难，是临床医生面临的难题。

然而，PTCL 却能够比较容易地解决上述问题。笔者自 2012 年开始，采用 PTCL+LC 的方法，治疗胆总管结石合并胆囊结石，取得良好效果，为胆总管结石合并胆囊结石的治疗开辟了一条新的途径。首先通过右季肋部或剑突下的穿刺，在硬质胆道镜直视下，能够一次性取尽胆总管结石，同时检查 Oddi 括约肌是否存在狭窄等异常，同步进行处理，

且不破坏 Oddi 括约肌的完整性,又能够减少或避免胰腺炎的发生。

通过 PTCL 取尽胆总管结石后,根据胆管情况,留置 14 ~ 16 Fr 引流管,保持术后胆汁排泄通畅,有利于减少或避免胰腺炎的发生。

PTCL 取尽胆总管结石后,固定好引流管,立即行 LC。由于 PTCL+LC 手术创伤小,无须如 ERCP+LC 一样间隔一定时间,也无须如 LCBCE+LC 一样长时间留置 T 管,患者恢复快,通常术后3 天拔管,可以出院,大大缩短了住院时间。

第二节 病例分析

一、病例 1

患者女性,64 岁。患者约 5 个月前开始出现右上腹部疼痛,呈间歇性绞痛,不向他处放射,疼痛时伴恶心呕吐及尿黄,行 B 超、CT 等检查显示:胆囊多发性结石并胆囊炎,胆总管结石伴胆总管炎,治疗后缓解。以后反复发作,约1 个月前再次因为上腹痛住院,诊断:急性胆源性胰腺炎,胆囊结石并胆囊炎,胆总管结石并胆总管炎,治疗后缓解出院。现再次来院手术。查体:皮肤巩膜无黄染,腹部无压痛等异常。余(-)。

(1)超声报告:①胆囊小隆起性病变,考虑胆囊息肉。胆囊结石并胆囊炎声像。②胆总管下段结石,肝内胆管及胆总管上段未见明显扩张(图 10-1)。

(2)CT 报告:①胆总管下段结石并胆总管轻度扩张,考虑合并胆总管炎;

②胆囊颈口结石并胆囊炎,胆囊增大(图 10-2 至图 10-10)。

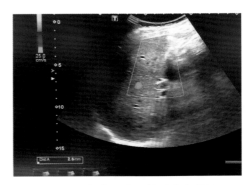

图 10-1 超声:右肝管最大直径处
(2.6 mm)穿刺点

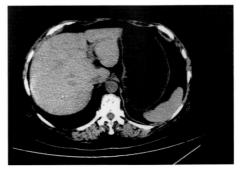

图 10-2 CT:平扫 肝内胆管不扩张

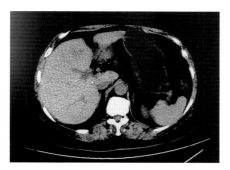

图 10-3 CT：平扫 肝右前叶胆管及右后叶胆管不扩张

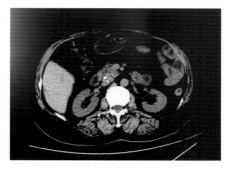

图 10-7 CT：平扫 胆总管末端结石

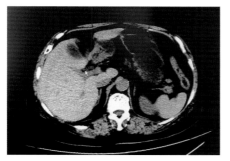

图 10-4 CT：平扫 右肝管起始部不扩张

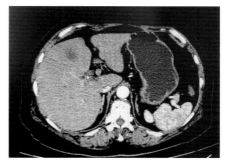

图 10-8 CT：门脉期 右肝管，不扩张

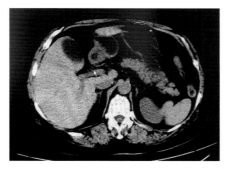

图 10-5 CT：平扫 肝总管（胆总管上段）

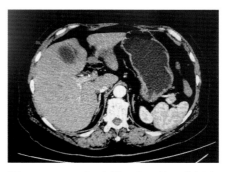

图 10-9 CT：门脉期 右肝管，穿刺点

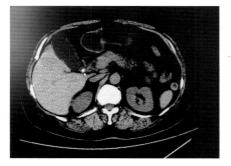

图 10-6 CT：平扫 胆囊颈部结石，嵌顿

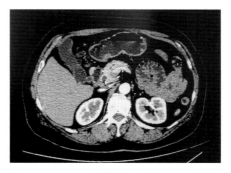

图 10-10 CT：门脉期 胆总管末端扩张

（3）要点分析：①患者系胆总管末端结石＋胆囊颈部嵌顿性结石，需要一次手术同时解决胆总管结石和胆囊结石，通常是行"腹腔镜胆囊切除术＋胆总管切开取石术"。②为了不破坏胆总管的完整性，我们研究、开展了"经皮肝穿刺胆管取石术＋腹腔镜胆囊切除术（PTCL+LC）"，同时解决胆总管结石和胆囊结石问题。经过临床研究、总结，通常我们先行 PTCL 取出胆总管结石，然后行 LC，以避免气腹对超声检查图像的影响。③该患者的难点是超声定位、引导，因为术前超声发现胆管不扩张，未见到左右肝管及肝内胆管，超声初步确定不能定位。在 PTCL 手术专家的指导下，结合 CT 反复探查，最终找到右肝管的一段可见，而且是在呼吸运动中的一瞬间可见，截屏后测得其管径约2.6 mm，而且穿刺路径上（浅面）有一只较粗的肝静脉阻挡，穿刺时需要注意避开。

（4）手术要点：①于右季肋部反复超声检查，找到要穿的靶向胆管之靶点，呼吸机停止辅助呼吸（不超过1分钟），经皮进针穿刺入肝，于肝静脉分支前方穿过，然后斜向后下绕回，对准右肝管穿刺靶点进针，超声见穿刺针进入胆管内，但回抽无胆汁，继续进针，见过肝管后，退针，顺利回抽到胆汁，较清亮，固定穿刺针，置入导丝，顺利扩管至14 Fr，9 cm深，留置14 Fr鞘管。②

进胆道镜，见导丝打折，退镜，拉直导丝，见其远端在胆管内，但是鞘管不能进入胆管。再以14 Fr导管扩管，然后推进1 cm，顺前面所见导丝方向进镜，见鞘内充满胆汁。镜入右肝管，继而向左向前进镜，见右肝管开口及肝总管入口，胆道镜向右下方进入胆总管内，见管壁正常，直到胆总管末端，见一粒较大黑色结石，质脆，以网篮套住、挤裂后方可取出。镜下清晰可见 Oddi 括约肌，网篮可以顺利通过，进入十二指肠腔。③胆道镜退至肝总管入口，向左上方转至左肝管及左肝内胆管，见管壁均正常，未见结石等异常物。退镜，胆道镜再次转入胆总管，检查胆总管内无结石、无血凝块等异常物，留置14 Fr引流管，15 cm，固定牢固，胆总管取石术毕（图 10-11、图 10-12）。

术中无出血，冲水小于3000 mL。

手术转至腹腔镜胆囊切除术：胆总管结石取干净，留置鞘管并固定，然后行常规 LC，顺利切除胆囊，术毕。

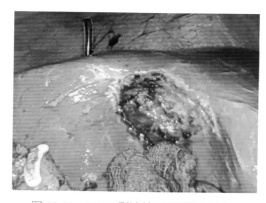

图 10-11　PTCL 引流管及胆囊切除创面

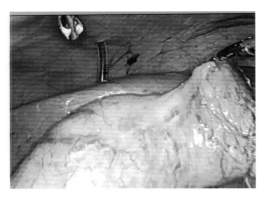

图 10-12　PTCL 引流管及切除胆囊

二、病例 2

患者女性，46 岁。1 个月前因"右上腹疼痛"在当地住院，检查后诊断为"急性胆囊炎(结石性)，胆总管结石并扩张"，在外院保守治疗后出院。3 天前再次出现右上腹疼痛，来我院。以"胆囊结石并胆囊炎；胆总管结石合并胆管炎"入院。查体：巩膜轻度黄染，右上腹轻度压痛，Murphy 征（＋）。

入院检查后，诊断：①胆总管结石并胆管炎。②胆囊结石并胆囊炎。③急性胰腺炎。

（1）超声报告：①胆总管下端多发结石并肝内外胆管扩张。肝内散在强回声斑，考虑肝内胆管小结石。②胆囊结石并胆囊炎（图 10-13、图 10-14）。

（2）CT 报告：胆囊多发结石，胆囊管小结石；胆总管结石（图 10-15 至图 10-20）。

（3）MRCP 报告：胆囊及胆囊管、胆总管多发结石并胆囊炎症、胆囊壁水肿（图 10-21、图 10-22）。

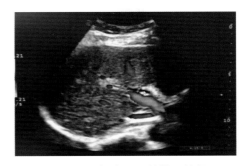

图 10-13　超声：胆总管及管径

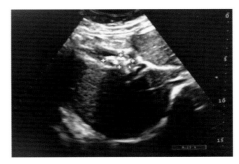

图 10-14　超声：胆囊结石

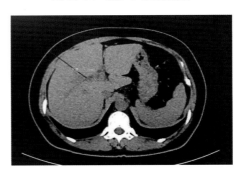

图 10-15　CT：平扫　穿刺靶向胆管——右肝管

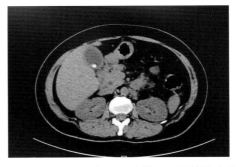

图 10-16　CT：平扫　胆囊结石、胆管壁水肿

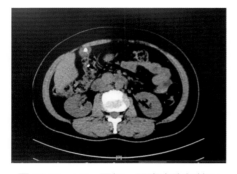

图 10-17　CT：平扫　胆囊壶腹部结石

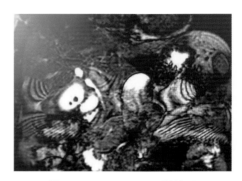

图 10-21　MRCP：胆囊结石

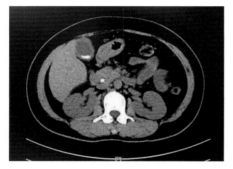

图 10-18　CT：平扫　胆总管结石、胆囊结石

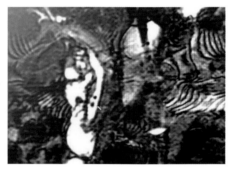

图 10-22　MRCP：胆总管下段结石

（4）要点分析：①患者系胆总管下段多发性结石，超声、CT 均提示肝内外胆管均不扩张，术前超声反复探查均显示胆管不扩张，无法定位，而且胆总管也很小，仅 4.5 mm，也不能定位、引导；②患者同时有胆囊结石伴胆囊炎，需行腹腔镜下胆囊切除术；③这种情况下，我们常规先行 PTCL，取出胆总管结石，留置引流管后再行 LC。该患者胆总管小，腹腔镜下行胆总管切开 + 胆道镜取石也十分困难，术中我们再行超声检查，根据情况确定能否行 PTCL。

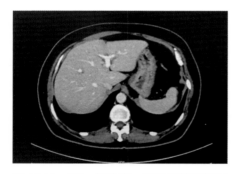

图 10-19　CT：门脉期　肝内胆管不扩张

（5）手术要点：①术中术者以超声反复、仔细探查，可见右肝管影，不扩张，其路径前方（浅层）血管丰富，有

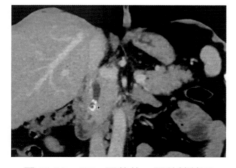

图 10-20　CT：冠状位　胆总管结石

门静脉、肝静脉分支，经过精心设计，超声引导下穿刺针绕过血管后直接穿刺到右肝管近肝总管入口处，顺利回抽到胆汁，穿刺成功。扩管至 16 Fr，留置导管鞘。②进镜，镜下可见胆管穿刺口，但鞘管不能进入胆管。更换 14 Fr 鞘管，由于肝管太小，鞘管仍然不能进入胆管，决定把鞘管停留在胆管穿刺口外面，进行取石。注意避免鞘管滑出。③胆道镜进入胆总管上段，见管壁正常，至下段见管壁轻度炎症，管腔内无结石，Oddi 括约肌正常，网篮及胆道镜均可以顺利通过 Oddi 括约肌。反复检查，其余部位未见结石，考虑结石已进入肠腔（术后复查，胆总管及肝内胆管内均未见结石）。④退镜，检查左肝内各级胆管，管壁正常，未见结石。⑤再次进入胆总管检查，无结石等异物，遂留置 14 Fr 引流管于胆总管内，距体表 15 cm。PTCL 术毕，术中无出血，冲水小于 3000 mL（不足一袋）（图 10-23 至图 10-31）。

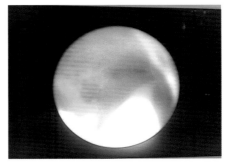

图 10-24　胆总管下端管壁，炎症

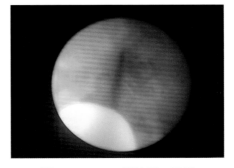

图 10-25　Oddi 括约肌，正常

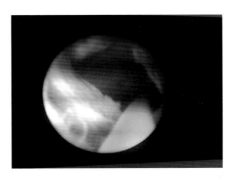

图 10-26　胆管穿刺口（左右肝管汇合部）

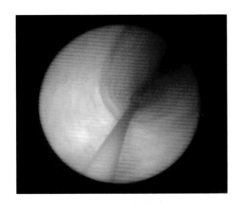

图 10-23　胆总管上段

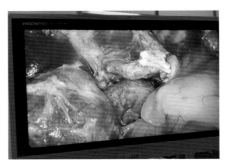

图 10-27　肝右动脉，下移

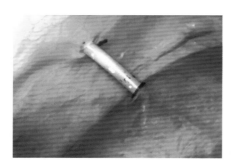

图 10-28 鞘管，肝脏表面穿刺孔

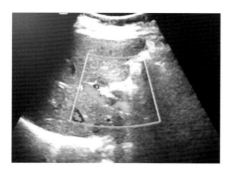

图 10-29 超声（术后 1 个月）：胆总管上段
未见扩张；胆囊缺如

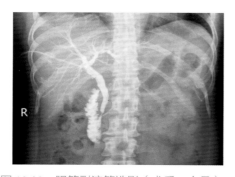

图 10-30 胆管引流管造影（术后 1 个月）：
肝内外胆管未见扩张，未见明确充盈缺损；
胆囊缺如（1）

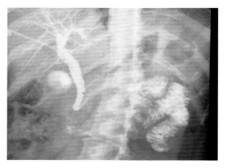

图 10-31 胆管引流管造影（术后 1 个月）：
肝内外胆管未见扩张，未见明确充盈缺损；
胆囊缺如（2）

（6）LC 部分：术中见胆囊壁水肿、增厚，胆囊呈葫芦形，壶腹部结石堆积，胆囊管短且增粗，肝右动脉远离肝脏，紧贴胆囊走行，贴近胆囊颈部，发出胆囊动脉，胆囊动脉短而小，肝右动脉发出胆囊动脉后继续紧贴胆囊壁向右前行进一小段后直接进入肝脏，右肝管也如此。由于胆囊炎症、水肿，结构不清，稍有不慎即可误断肝右动脉，误伤右肝管，造成严重的并发症。胆囊管粗短，因水肿分离困难，分离部分后改逆行切除胆囊，胆囊管残端粗且水肿严重，以丝线结扎。手术顺利。

（黄　刚）

参考文献

［1］黄志强. 半个世纪以来肝胆胰外科的发展［J］. 中华外科杂志，2001，39(1):9-16.

［2］Ding G, Cai W, Qin M. Single-stage vs two-stage management for concomitant gallstones and common bile duct stones: a prospective randomized trial with long-term follow-up［J］. J Gastrointest Surg, 2014, 18(5):947-951.

［3］马大喜，李可为，王坚，等 . LC+LCBDE 和 ERCP/EST+LC 在胆囊合并胆总管结石中应用的随机对照研究［J］. 肝胆胰外科杂志，2016，28（6）：448-453.

［4］王伟龙，温子龙，郑宗敏，等 . ERCP+LC 与 LCBDE+LC 治疗胆囊结石合并胆总管结石疗效对比研究［J/OL］. 中华肝脏外科手术学电子杂志，2021，10（2）：158-164.

［5］Singh AN, Kilambi R. Single-stage laparoscopic common bile duct exploration and cholecystectomy versus two-stage endoscopic stone extraction followed by laparoscopic cholecystectomy for patients with gallbladder stones with common bile duct stones: systematic review and meta-analysis of randomized trials with trial sequential analysis［J］. Surg Endosc, 2018, 32(9):3763-3776.

第十一章

胆总管结石合并肝内胆管结石的 PTCL 治疗

第一节 治疗概述

与单纯胆总管结石和单纯的肝内胆管结石不同，胆总管结石合并肝内胆管结石同时具有二者的临床特点，其引起的肝脏和胆管的病理生理改变是二者共同作用的结果，但也有主次之分，有的以胆总管结石为主，胆总管结石多且较大，造成胆道梗阻，引起急性梗阻性化脓性胆管炎；有的以肝内胆管结石为主，结石较多较大，引起胆管梗阻，导致急性梗阻性化脓性胆管炎。

部分患者由于未被及时发现，或者未及时治疗，延误了治疗。有的经过多次手术，但由于结石的部位、手术方法及技术条件等原因，肝内胆管结石手术后残留结石率较高，占近 40%。虽然随着胆道镜的出现，术中、术后应用胆道镜取石、碎石，提高了取石的效果，能解决一部分残留结石的问题，但仍难以达到彻底解决的目的。胆管结石通常合

并有胆管狭窄，二者未及时、有效地处理好，是导致急性化脓性胆道感染反复发生的重要原因。

长期的胆道梗阻，反复的胆道感染等，导致肝硬化、肝萎缩甚至胆管癌变。而且由于结石引起的胆道梗阻与感染所造成的胆管与肝脏的损害是不可逆的，即不会由于结石的取尽而恢复，所以，肝内外胆管结石应该早发现、早治疗。

传统的治疗肝胆管结石的方法主要是通过开腹或者腹腔镜行胆管探查 +T 管引流术、胆肠吻合术、肝切除术等，但手术后结石残留率较高，而且肝内胆管狭窄问题不能够完全解决。长期以来，这一直是我们肝胆外科临床医生面临的难题，也是我们需要研究的重点。

PTCL 很好地解决了上述问题，使胆结石患者得到创伤小、效果好、恢复快的治疗，取石的同时，能够纠正胆管

的狭窄，避免因为结石不能够取出而行肝切除、胆肠吻合术，避免由此而带来的危险和并发症。

PTCL 治疗胆总管结石合并肝内胆管结石，具有不开腹、不切开胆总管、不做胆肠吻合、不做肝切除、取石干净、纠正胆管狭窄等优点。

行 PTCL 时，如果一次能够全部取出肝内外胆管结石，则予以全部取出。

如果结石较多，或者较分散，一次不能够全部取出结石，则术者需要根据肝内外胆管结石的部位、数量以及肝内、肝外胆管结石对机体的影响间的主次关系，确定以取出肝内胆管结石为主，还是以取出胆总管结石为主，留下不造成胆管梗阻、对机体影响较小的结石，第二次再取，以保障患者安全为重。通常第一次手术是以取出肝内胆管结石为主。

第二节　病例分析

一、胆总管结石合并右后叶胆管结石

病例 1

患者女性，64 岁。患者 1 个月前因"胆管结石 + 左肝脓肿"在当地县医院行"PTCD"等治疗，恢复后出院。12 天前开始出现上腹部疼痛，持续性隐痛，无发热等，在当地治疗无缓解。2 天前疼痛加重，难以忍受，治疗无效，转当地县医院，超声检查发现胆总管多发结石，以"胆总管多发结石并胆管炎"入院。查体：P 120 次 / 分，腹肌紧张，剑突下压痛、反跳痛，其余部分轻度压痛，余（–）。

1986 年因"胆囊结石胆囊炎"行开腹胆囊切除术。

（1）CT 报告：胆总管结石、右后叶

胆管（B6）结石（图 11-1 至图 11-4）。

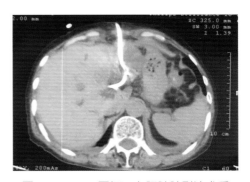

图 11-1　CT：平扫　左肝脓肿引流术后

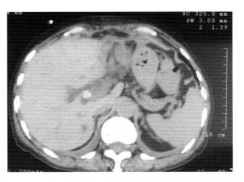

图 11-2　CT：平扫　肝右后叶 S6 胆管开口处结石

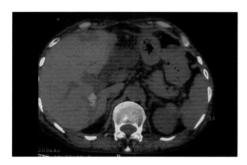

图 11-3　CT: 平扫　肝右后叶 S6 胆管结石

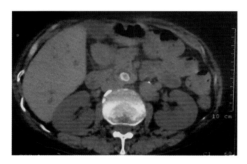

图 11-4　CT: 平扫　胆总管下段结石

（2）要点分析：①该病例结石位于右后叶胆管和胆总管，通常情况下穿刺左肝容易取出右后叶胆管结石及胆总管结石，特别是右后叶胆管结石。然而，该患者由于左肝巨大脓肿，行穿刺引流术后，脓肿基本消失，左肝结构发生变化，左外叶萎缩，超声检查没有穿刺路径，只能够穿刺右肝内胆管。通常情况下，穿刺右前叶胆管，可以顺利取出右肝管结石、左肝管结石及胆总管结石，取右后叶胆管结石很困难，因为胆道镜要大角度倒转回来才能够转到右后叶胆管。②经过仔细分析 CT 片，为了达到一次性取尽胆总管结石及右后叶胆管结石的目的，确定穿刺靶向胆管不取右前叶胆管，而是直接取右后叶胆管开口的右缘

作为靶点，笔者称之为"黄金穿刺点"，这样可以取尽胆总管结石后，通过胆道镜的转、压、撇等操作，结合网篮的转弯等技巧，取尽右后叶胆管结石。

（3）手术要点：①选择右前叶胆管和右后叶胆管汇合部（即右肝管起始部）作为靶向胆管穿刺点，超声引导下一次成功穿刺。②扩张瘘管至 16 Fr 后，硬质胆道镜寻鞘进入右肝管，取出所见小结石及絮状物。近胆总管开口部位，见到左肝管开口处结石及胆总管开口，取尽左肝管及其远端结石，退镜至胆总管开口，胆道镜转向右侧，难以直接进入胆总管，先以斑马导丝探入胆总管，胆道镜寻导丝顺利进入胆总管，于胆总管中下段见到结石，取出小结石，不能直接取出的大的结石以钬激光碎之，多次"碎石—取石"，取尽结石。检查胆总管内结石已全部取出。③退镜至右肝管起始部，可见到位于右后叶胆管开口部结石，大部分嵌于右后叶胆管内，网篮取出困难，钬激光碎石后，以网篮取出之。进境可见右后方胆管壁息肉，大小约 3 mm×4 mm，表面光滑，柔软，临床判断为良性息肉。镜头前方可见右后下胆管和右后上胆管开口，内充满结石，以网篮取出。镜下见右后叶各胆管分支结石取尽，退镜。④再次进境到左肝内胆管检查，未见结石。退镜至肝总管口，胆道镜转入肝总管及胆总管，检查未见残余结石，胆总管下端通畅，置入导丝，

退镜。置 16 Fr 引流管至胆总管引流，引流管长度 16 cm，术毕。术中无出血（图 11-5 至图 11-12）。

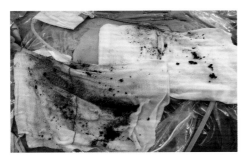

图 11-5 术野：取出结石、引流管

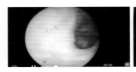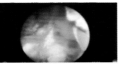

图 11-6 术中：左图为胆管开口；右图为沿导丝进入胆总管，左上方管口为左肝管开口及结石

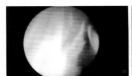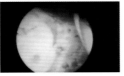

图 11-7 术中：沿导丝进入胆管，所见胆管开口

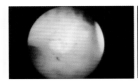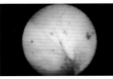

图 11-8 术中：左图为右后叶，三级胆管开口；右图为右后下胆管开口

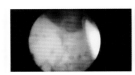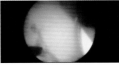

图 11-9 术中：右后叶，二级胆管，三级胆管开口、胆管炎

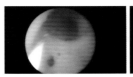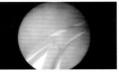

图 12-10 术中：胆总管，结石取尽

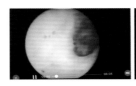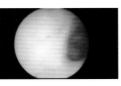

图 11-11 术中：右后叶，二级胆管，三级胆管开口；左图为冲水时；右图为减少冲水，胆汁涌出

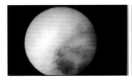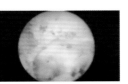

图 11-12 术中：胆管壁炎症

二、胆总管结石合并左、右肝内胆管结石及尾状叶胆管结石

病例 2

患者男性，60 岁。患者约 6 个月前因腹痛等在当地医院检查后诊断"胆道梗阻"，行 ERCP 等治疗后腹痛缓解。1 天前再次出现上腹部疼痛，以"胆总管梗阻并胆管炎"入院，经抗感染等治疗后缓解。查体：剑突下轻压痛。MRCP 等检查后，诊断：胆总管结石、肝内胆管结石并肝内外胆管扩张。

（1）超声报告：肝左叶及右前叶多发结石（大者 8 mm×6 mm）并胆管扩张（图 11-13）。

（2）CT 报告：①肝内外胆管扩张，

胆总管轻度扩张，管壁增厚，未见阳性结石影。②胆囊壁稍厚，慢性炎症待排（图 11-14 至图 11-17）。

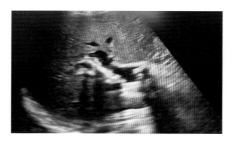

图 11-13 超声：右肝管及右前叶胆管，扩张

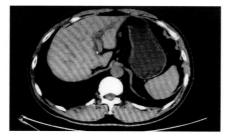

图 11-14 CT：平扫 左肝管扩张

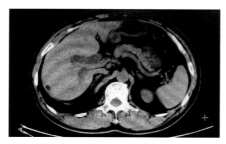

图 11-15 CT：平扫 右前叶胆管扩张、
穿刺靶向胆管

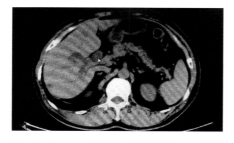

图 11-16 CT：平扫 肝总管入口，扩张
（结石部位）

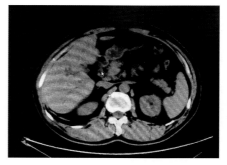

图 11-17 CT：平扫 胆总管，不扩张

（3）MRCP 报告：①胆总管十二指肠上段、左右肝管、肝右叶肝内胆管多发结石并胆总管十二指肠上段及肝内外胆管梗阻性扩张。②胆囊未见充盈（图 11-18 至图 11-20）。

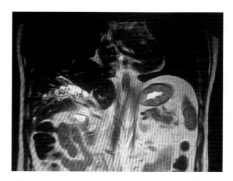

图 11-18 MRCP：右肝内胆管多发结石

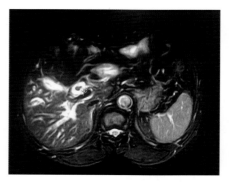

图 11-19 MRCP：胆总管上段结石
（肝总管入口）

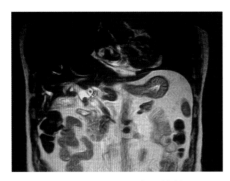

图 11-20　MRCP：左肝管结石

（4）要点分析：①患者系胆总管上段结石＋左、右肝管及右后叶胆管等结石。结石超声部分可见。CT 结石不显影，但可见肝内胆管扩张，肝总管入口部扩大，其远端不扩张。MRCP 可见胆总管上段、右肝管及右后叶胆管、左肝管等部位结石，右肝内胆管扩张明显，左肝内胆管扩张不显著。②为便于穿刺和取石，确定以右前叶胆管为穿刺的靶向胆管，先取出右肝管、左肝管及其肝内胆管、胆总管结石，右后叶分支胆管结石较小，在取尽其他部位结石后，根据情况取之。

（5）手术要点：①术中超声检查发现，右肝管、右前叶胆管扩张明显，右前叶、右后叶胆管未见结石回声，穿刺靶向胆管路径上有 2 支肝静脉分支（左、右各 1 支），穿刺时需要转动角度才能从其旁绕过。②超声定位后，超声直视下经穿刺架穿刺入右肝，进针至贴近肝静脉属支时，穿刺针稍转动方向，绕过血管，继续进针至右前叶胆管壁，突破胆管壁，顺利进入胆管，进针约 9 cm，退出针芯见清淡胆汁流出，以 20 mL 注射器抽吸胆汁 5 mL 左右，做培养＋药敏。③顺利扩管至 16Fr，硬质胆道镜巡鞘及导丝进入胆管，见较多黄色结石涌入鞘内，取出。继续进镜，见镜头左侧一较大结石；继续进镜，见左肝管未见结石，镜头左上方见矢状部胆管，未见结石，胆总管方向未见结石。继续巡导丝进镜，进入一小胆管内，见大小不一黄色结石，取出。退镜至鞘内，退鞘到前述镜头左侧一较大结石处，取出结石，见内有较多黄色结石，取出，确定此胆管为右肝管。边进镜边取石，取出较多黄色结石。突见右前方一较大结石，黄色为主，间有黑色，固定，该结石嵌顿于肝总管入口，网篮不能取出，以气压弹道碎石，取出。取石后，胆道镜顺利进入胆总管，胆总管中下段不扩张，管腔内无结石，管壁正常，Oddi 括约肌不狭窄，12Fr 胆道镜可顺利通过，并清晰见到十二指肠黏膜。④退镜到肝总管入口，见左侧管壁有一凹陷，胆道镜直接进入困难，以网篮小心探入，镜随之进入，为左肝管，内有黄色结石，取出。继续沿矢状部胆管前进，至三级、四级胆管，均不扩张，无结石，管壁正常。退镜，于右上方找到 S3 段胆管，未见结石，胆管正常。⑤退镜至右肝管，清理残余结石后，见右上方一小胆管开口，系最先导丝及胆道镜进入之胆管，小心入镜，内有黄色小结石，取出，此胆管系尾状叶右段胆管。见管壁左侧有一稍大结石，位于另一胆

管开口处，取出。退镜至尾状叶胆管开
口处，见无出血等异常，继续退镜退鞘，
至胆管壁穿刺口，见后下方有一凹陷，
系右后叶胆管开口，内有结石随水流而
出，直至冲洗至无结石出现，因角度较
大，网篮及胆道镜难以进入右后叶胆管。
⑥全面检查所见术区胆管，未见结石，
未见出血，留置 16 Fr 引流管于胆总管
内，15 cm，术毕。术中无出血，手术
时间 1.5 小时左右，冲水 7000 mL 左右
（图 11-21 至图 11-25）。

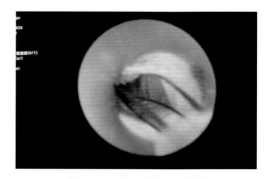

图 11-23　尾状叶胆管结石

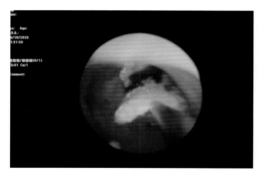

图 11-21　气压弹道碎石：结石嵌顿于肝总管
入口，左侧可见左肝管开口

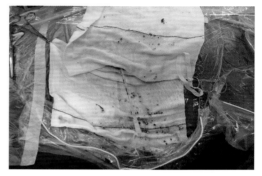

图 11-24　取出结石

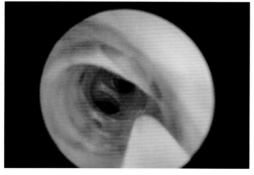

图 11-22　结石取尽，左肝二级胆管，
三级胆管开口

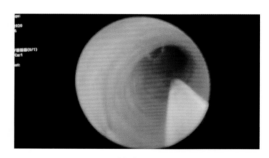

图 11-25　胆总管中下段：管壁正常、
管腔无狭窄

三、胆总管结石合并左右肝内胆管结石及尾状叶胆管结石行第二次 PTCL 手术

病例 3

患者女性，57 岁。2 天前出现"左
上腹疼痛"，持续性胀痛，伴恶心、呕

吐，在当地治疗无好转来院，诊断：肝内外胆管多发结石伴胆管扩张，引流管松脱。查体：上腹部轻压痛。急诊 CT 示：肝内外胆管多发结石伴胆管扩张等。

（1）手术史：① 2019 年因"胆囊结石、肝内胆管结石、急性胰腺炎"在当地行"胆囊切除术"；② 2 个月前在全麻下行"PTCL"，取出大量结石，顺利出院。

（2）CT 报告（8 月，第一次 PTCL 前）：①肝内外胆管多发结石伴肝内外胆管扩张；②急性胰腺炎；③胆囊未显示；④腹水；⑤左侧少量胸腔积液，心包少量积液。

（3）MRCP 报告（8 月，第一次 PTCL 前）：①肝内外胆管多发结石伴肝内外胆管及胆总管扩张；②肝左叶小囊肿；③符合胰腺炎表现。

（4）CT 报告（急诊、平扫）：①肝内外胆管多发结石伴胆管扩张，结石较前明显减少，肝左叶置管；②急性胰腺炎基本好转；③胆囊未见显示。

（5）要点分析：①患者肝内外胆管大量结石，经第一次 PTCL 手术后，大部分结石已经被取出，现仅肝右后叶胆管、右肝管内有部分结石，本可以经第一次手术留置的引流管通道再次取石，但患者引流管在入院前大部分退出，入院时 CT 检查仅有不到 2 cm 停留在肝内，但两天前已经完全脱出。可以先试着原通道插管，不行则需要另外穿刺。②左肝内胆管、左肝管均不扩张，左侧穿刺较困难。右前叶胆管开口处见一粒结石，此支胆管扩张，可以此为穿刺靶点，能够取出右前叶胆管、右肝管结石，探查胆总管及左肝内胆管，但取右后叶胆管结石较困难，需要旋转、倒转胆道镜才能进入右后叶胆管取石，难度较大，注意取石方法和技巧，避免损伤胆管壁，导致出血。

（6）手术要点：①原通道不能扩张。②右季肋部超声探查、定位后，无穿刺架下脱手穿刺，穿刺路径上有两条血管——肝静脉、门静脉分支各一条，穿刺针到其旁边后绕过避开，再进针回到原穿刺路径上，顺利进入右前叶胆管，有突破感，回抽见胆汁，一次穿刺成功，进针约 8.5 cm。③进镜见胆汁及黑色结石，取出。右肝管结石取出部分后，见管壁右侧一胆管分支内较多结石，确认为尾状叶，其中一粒较大，以液电碎石后取出。④取尽右肝管结石后进入右前方之胆总管，内有结石，较大者以气压弹道碎石后取出（液电碎石机功率低，换气压弹道碎石，效率更高）。检查胆总管中下段无结石，管壁正常，Oddi 括约肌正常。⑤退镜，寻找左肝管，未见结石。退镜至胆管壁穿刺口，旋转、倒转胆道镜于右下后方找到右后叶胆管，内有较多黑色结石，取尽之。⑥检查术区胆管，未见结石，无出血，于胆总管内留置 16Fr 引流管一条，14 cm。术毕。

术中无出血，冲水约 5000 mL（图 11-26 至图 11-33）。

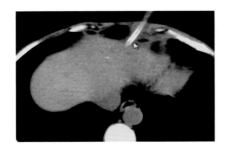

图 11-26　CT：平扫　第一次手术留置引流管

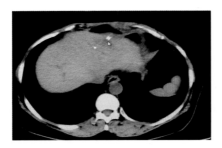

图 11-27　CT：平扫　引流管即将脱出至肝外

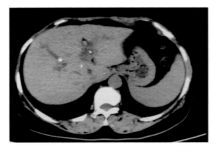

图 11-28　CT：平扫　矢状部胆管结石

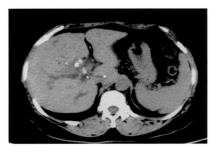

图 11-29　CT：平扫　尾状叶胆管结石、肝门部胆管及胆总管结石

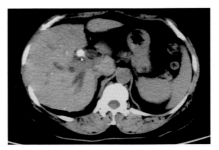

图 11-30　CT：平扫　肝总管入口（肝门部胆管）结石

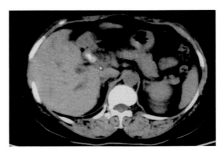

图 11-31　CT：平扫　肝总管入口结石

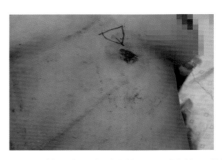

图 11-32　第一次手术引流管口，引流管已脱出

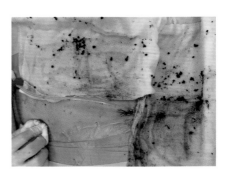

图 11-33　取出结石

（黄　刚）

参考文献

［1］黎介寿，吴孟超，黄志强 . 手术学全集·普通外科卷：肝胆管结石手术［M］. 北京：
人民军医出版社，1996：768.

第十二章

胆囊切除术后胆总管损伤、胆总管及胆肠吻合口狭窄合并胆管结石的 PTCL 治疗

第一节　治疗概述

胆囊切除术［开腹或腹腔镜胆囊切除术（laparoscopic cholecystectomy，LC）］是治疗胆囊疾病的一种常见的手术方式，也是肝胆外科最常见的手术、胆道外科最多的手术，然而，它也是造成胆管损伤（bile duct injury，BDI）最多的手术，胆管损伤是其最常见、最严重的并发症之一。随着 LC 的普及，BDI 的发生率有升高趋势，其发生率可达 0.3% ~ 1.4%。

由于解剖结构特点及胆管的变异，给胆囊切除术造成一定的风险。对常见的胆总管或胆囊管的变异缺乏警惕，Calot 三角区解剖关系不清，未按要求清晰地解剖、显露"三胆管"，即胆囊管、肝总管及胆总管。术中出血盲目钳夹或缝扎，医生经验不足等操作，特别是在

胆囊炎症时，组织水肿、增厚，各结构分辨不清时，更容易误伤肝总管、胆总管，甚至右肝管。所以在行"胆囊切除术"时必须做到切断胆囊管之前必须清楚地显露"三胆管"，只有确认胆囊管与肝总管、胆总管关系后才能钳夹切断胆囊管，这是避免胆总管医源性损伤的唯一的方法。

胆总管受损伤后，可导致其瘢痕性缩窄、化脓性胆管炎或肝胆管炎、胆道（内或外）漏、继发性硬化性胆管炎、肝内胆管结石形成、梗阻性黄疸、胆汁性肝硬化，门静脉高压等一系列病变。

所以，行胆囊切除术及上腹部手术时，无论有无经验，都必须重视对医源性胆道损伤的防范。

对于胆总管损伤的处理，如果在手

术时及时发现有胆总管损伤，应该立即给予处理，可以获得较好的结果。早期处理包括：①若肝总管或胆总管、右肝管被缝扎，须立即解除；如有管壁缺血，应予修复，切除后行胆管端端吻合，或行胆管空肠吻合。②如术中胆管壁有撕裂、缺损，予以修复，或切除后行对端吻合。③如胆总管或肝总管被切断，当近、远端均已找到并无张力时，行对端吻合；若有张力时，则可将十二指肠二、三段外侧腹膜剪开，并将十二指肠稍做分离，即可顺利完成胆管对胆管的端对端吻合。④胆管切断后未被及时发现，远端胆管由于胰头、十二指肠位置固定而回缩找不到，无法行对端吻合，则应行近端胆总管 – 空肠的 Roux-en-Y 端侧吻合术。⑤胆管端 – 端吻合、胆管空肠吻合，都必须进行支撑引流，以防止术后吻合口狭窄。

胆总管损伤对端吻合后狭窄，胆肠吻合后吻合口狭窄，除引起反复的胆道感染外，常引起狭窄部位以上胆管结石形成，胆汁淤积，加重感染，导致梗阻性黄疸、肝硬化等，对患者身体造成严重影响。

再次手术，再次吻合，再次狭窄，且很多部位的胆管结石通过肝门部入路不能够取出，给外科医生造成了难题。

PTCL 在治疗 LC 后胆总管等狭窄、吻合口狭窄及并发胆管结石方面具有较大的优势。通常行 PTCL 取出胆管结石后，通过肝内胆管到达胆总管或胆肠吻合口，能够清晰地看见胆总管和吻合口狭窄的情况，顺利扩张狭窄部位并留置较粗的支撑管，通常能够留置 14 ~ 16 Fr 大小引流管支撑，达到纠正狭窄的目的。

第二节　病例分析

一、LC 及胆肠吻合术后合并肝内胆管结石、吻合口闭合、胆管炎

病例 1

患者女性，23 岁。1 年前，因患"胆囊结石"在当地医院行 LC，后中转开腹行"胆囊切除合并胆肠吻合术"，术后留置引流管，顺利出院。术后约 3 个月开始反复出现发热、右上腹疼痛等不适，行抗炎等治疗后缓解，但反复发作，持续约 8 个月。2 个月前上述症状加重，几乎每周出现一次，每次经过抗炎等治疗后缓解。超声提示：肝内胆管多发结石。遂以"肝胆管结石并胆管炎，胆肠吻合术后等"入院。查体：T 36.2℃，P 68 次 / 分，R 20 次 / 分，BP 105/81mmHg。

痛苦病容，皮肤巩膜轻度黄染，腹部右肋缘下可见长约 20 cm 切口瘢痕，全腹无压痛等异常。余正常。

（1）超声报告：①肝内胆管多发结石并扩张（大者位于左右肝管交汇处，范围 40 mm×9 mm）；②肝、脾、胰腺未见异常；③胆囊已切除，胆总管显示不清。

（2）CT 报告：①胆囊切除＋胆肠吻合术后改变，拟肝内胆管多发结石并胆管炎、肝内胆管扩张；②肝脏等未见异常（图 12-1 至图 12-4）。

（3）超声报告（第一次 PTCL 手术后）：①肝内未见占位病变，肝内胆管未见明显扩张；②胆囊已切除，胆总管内见引流管。

第一次 PTCL 术前影像

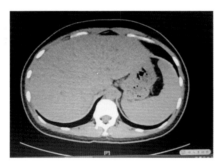

图 12-1 CT：平扫 肝内胆管不扩张

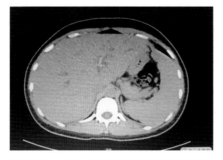

图 12-2 CT：平扫 矢状部胆管结石

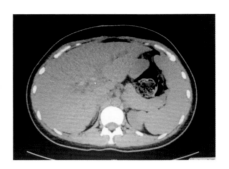

图 12-3 CT：平扫 吻合口旁结石及右肝管结石

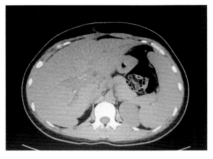

图 12-4 CT：平扫 右肝管及右后叶胆管结石

（4）CT 报告（第一次 PTCL 手术后）：①胆肠吻合术＋胆囊切除术后改变，肝内胆管多发结石较前明显减少，胆管炎，肝内胆管扩张较前减轻；②胆囊切除术后；③前上腹新见一体外引流管影（图 12-5 至图 12-7）。

第二次 PTCL 术前影像

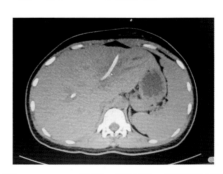

图 12-5 CT：平扫 引流管，胆管无结石

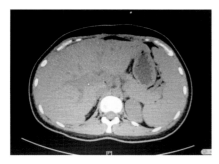

图 12-6 CT: 平扫 吻合口旁, 胆管结石取尽

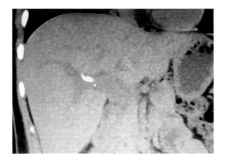

图 12-7 CT: 平扫 引流管、吻合口

（5）T 管造影（第二次 PTCL 手术后）：胆肠吻合并胆囊切除术后改变，引流管引流通畅，造影剂通过顺利；部分右肝内胆管稍扩张（图 12-11）。

（6）要点分析：①根据超声及 CT 检查结果，残余结石主要位于右肝管、右后叶胆管、左肝矢状部胆管等，合并吻合口狭窄，病变较复杂，一次不能取尽全部结石，穿刺一个部位也不能取出所有结石。由于结石大部分在右肝，所以第一次 PTCL 行左肝穿刺，尽量取出右肝结石，同时将左肝管及穿刺通道上的结石取出，再检查吻合口狭窄的情况及取出吻合口附近结石及食物残渣。②第二次 PTCL 根据 CT、超声、造影等情况，穿刺右肝内胆管，取出左肝内胆

管结石，再继续处理吻合口狭窄等。分析由于角度的原因，第一次由左肝穿刺解决吻合口狭窄的问题较困难。

果然不出预料，第一次 PTCL 行左肝穿刺，取出大量结石，胆道镜所及之处，结石全部被取干净，有一个部位见一些食物纤维，取出之，然后在左右肝管汇合部反复寻找吻合口，无论如何看不见吻合口，置管至右肝内胆管引流，术毕。

术后未再出现发热及右上腹疼痛等不适。

1 个月后再次入院，复查 CT、超声等，示右肝内胆管结石几乎取尽，左肝内胆管未见结石，超过预期效果。行第二次 PTCL，先从左肝瘘管以胆道镜取出右肝几粒残余结石，然后在左右肝管汇合部反复寻找吻合口，未达目的。后在超声引导下胆道镜达左右肝管汇合部，反复找寻，仍然见不到吻合口痕迹。按原计划，再经右肝穿刺，沿右肝管进入左肝，清除少许絮状物及结石残渣。边后退镜边寻找吻合口，未找到。再逐毫米前进找寻，进入左肝管仍未发现吻合口；再逐毫米后退胆道镜，至穿刺口仍未找到吻合口，再进镜到左肝管内，然后两侧结合，左边鞘管压迫胆管壁、右边胆道镜逐毫米后退，在左右肝管汇合部发现一小片胆管壁上覆盖着薄薄一层白色絮状物，胆道镜下用取石钳取出白色絮状物（其与右肝管壁相连），隐约看见其下胆管壁一炎症样小红色区域，与轻度

炎症的胆管壁变化相同，网篮多次探查均不能探入。以超滑导丝多次探查，最后导丝能够进入少许，继而可以探入数厘米，确认为吻合口部位，并且判断导丝已进入肠道。胆道镜巡导丝进入缝隙，但是仍然不能看见吻合口，只能看见小缝隙左侧的胆管壁，似一盲端，再次以 16 Fr 导管鞘扩大小缝隙并前进 1 cm，置入胆道镜，前方豁然开朗，见到盼望已久的肠黏膜，狭窄段长 1 ~ 1.5 cm。取出所见纤维组织、絮状物等，扩张左右肝管汇合部及吻合口，清除食物残渣，置 16 Fr 引流管引流、支撑，引流管在吻合口两侧剪侧孔（图 12-8 至图 12-10）。

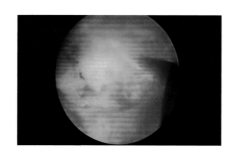

图 12-8　导丝探查

吻合口处胆管壁闭合，取出覆盖其表面的絮状物后，导丝在预计部位反复探查，最后导丝探入、扩张

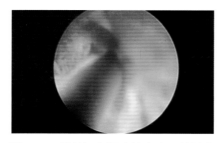

图 12-9　导丝探入闭合的吻合口并扩张

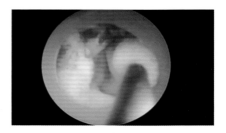

图 12-10　吻合口下方肠黏膜

分析不容易发现吻合口的原因：①吻合口极度狭窄，其上方胆管壁闭合；②由于吻合口下方空肠的牵拉，导致狭窄的吻合口经常处于闭合状态，并且是右肝管转肝总管缘向左靠拢；③在前面的基础上再形成纤维组织、絮状物覆盖在闭合的吻合口表面。所以无论是左肝还是右肝穿刺，胆道镜向前进时都不能看见吻合口，左侧入路后退时也不能看见，只有在右肝入路的胆道镜后退时左右两边同时牵拉，才能牵拉开，发现闭合状态的胆管壁迹象，然后探查到极度狭窄的吻合口。

第二次手术后，肝内胆管结石全部取尽，吻合口置 16 Fr 引流管支撑半年后，复查吻合口通畅，肝内胆管未见结石复发，遂拔出引流管。术后随访至今（3 年），未再出现上腹痛及发热等不适（图 12-11至图 12-16）。

该患者是在行 LC 时损伤胆总管，后做了"胆肠吻合术"。患者术后出现胆管逆行感染表现严重，吻合口狭窄十分严重，造成闭合状态。

通过这个病例，结合处理众多胆肠吻合口狭窄的经验，笔者认为：①胆结

第二次 PTCL 术后影像

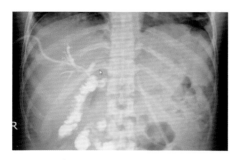

图 12-11 造影：肝内胆管不扩张、无结石，吻合口通畅

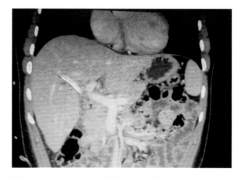

图 12-14 CT：冠状位 吻合口、引流管，胆管正常

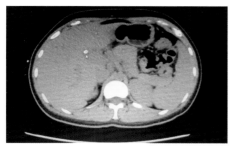

图 12-12 CT：平扫 吻合口、引流管，肝内胆管不扩张

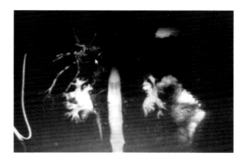

图 12-15 MRCP：吻合口通畅、胆管不扩张、无结石

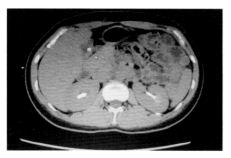

图 12-13 CT：平扫 吻合口、引流管

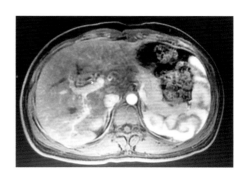

图 12-16 MR：吻合口

石的患者，尽量避免做胆肠吻合术，避免破坏胆道系统的完整性，才能避免由此产生的并发症给患者造成的痛苦。②断肝总管部位及吻合口位置，不宜太靠近左右肝管汇合部，建议距离 2 ~ 3 cm，保持吻合口上方胆管的环形结构，否则容易受牵拉的影响。③可以切除部分左右肝管壁，形成一个大的吻合口，但是，这样更增加了逆行感染的概率，尽量避免。④固定吻合口两端肠管，防止牵拉移位，引起左右肝管汇合部闭合。⑤对于难以发现的吻合口，需要通过左右两

侧的 PTCL 通路结合寻找，并对可疑开口用导丝进行探索。

二、LC 术后合并胆总管狭窄、肝内外胆管结石并胆管炎及多次 ERCP 和胆管支架植入术后

病例 2

患者男性，47 岁。9 年前因"胆囊结石"在当地著名的三甲医院行"腹腔镜胆囊切除术（LC）"，术中加行"胆总管切开取石 +T 管引流术"。术后胆总管狭窄，继而出现胆总管及肝内胆管结石，反复出现腹痛、发热、黄疸等，先后行 ERCP 治疗 8 次，放置支架管 3 次，每次置管后可明显缓解 1 个月左右。由于长期、反复胆道梗阻及感染，导致肝硬化、门静脉高压等。3 个月前行 PTCL，取出放置于胆总管内 5 个月余的两条支架管及大量结石，放置 16Fr 引流管同时作为支架管支撑狭窄部位，术后引流管通畅，未再出现腹痛、发热等。入院前 3 天，患者洗澡时不慎将引流管弄脱出，立即去附近医院放置一条小儿尿管，遂来我院。查体：生命体征正常，无黄疸。右季肋部可见一条引流管，有胆汁引流出，清亮。入院诊断：①肝胆管结石并胆管炎；②胆总管狭窄；③门静脉高压，脾大，肝门血管海绵样变；④胆囊切除术后，胆总管切开取石 +T 管引流术后，PTCL 术后等。

（1）超声报告：①肝内胆管多发

性结石并胆管扩张；②肝门区域见迂曲走行静脉血流；③肝内见置管样回声；④脾脏增大（图 12-17 至图 12-19）。

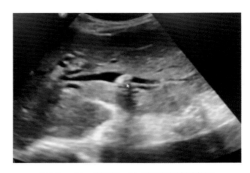

图 12-17　超声：左肝内胆管结石

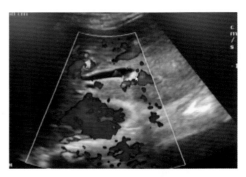

图 12-18　超声：肝内胆管结石与血管关系

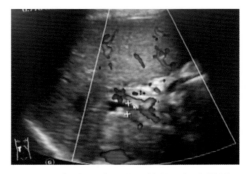

图 12-19　超声：右肝内胆管结石与血管关系

（2）CT 报告：① PTCL 术后，肝内外胆管扩张伴肝右叶肝内胆管散在结石；②右侧胸腔、腹腔少量积液，脾大，食管、胃底静脉曲张（图 12-20 至图 12-26）。

（3）造影：胆总管狭窄消失，造影剂顺利进入小肠（图 12-27）。

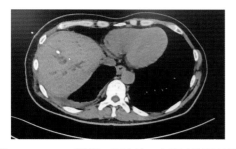

图 12-20　CT：平扫　引流管，右肝内胆管扩张

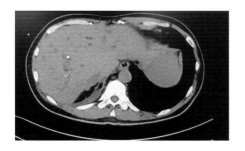

图 12-21　CT：平扫　引流管，右后叶胆管
　　　　　 开口处结石

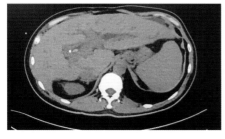

图 12-22　CT：平扫　右肝管结石、引流管断面

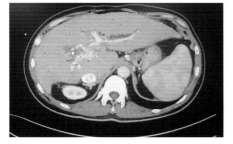

图 12-23　CT：门脉期　左右肝内胆管与门静
　　　　　 脉分支关系，肝门部门静脉曲张

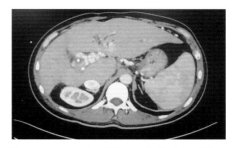

图 12-24　CT：门脉期　肝门部血管增多、
　　　　　 增粗、曲张

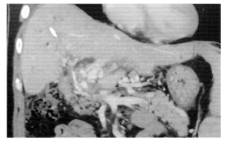

图 12-25　CT：冠状位　左肝管结石，肝门血
　　　　　 管曲张，引流管

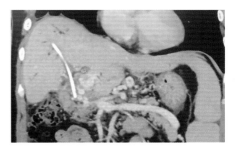

图 12-26　CT：门脉期　左肝内胆管结石，引
　　　　　 流管达胆总管下段

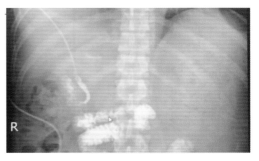

图 12-27　造影：胆总管狭窄消失，造影剂顺
　　　　　 利进入小肠

（4）要点分析：①约 3 个月前行右肝穿刺 PTCL 后，引流管（16 Fr）脱落 3 天，脱落后数小时即用小儿导尿管（8 Fr）经原通道插入，经尿管造影示胆总管通畅，原狭窄部位无狭窄。CT 示右肝管起始部及右后叶胆管少许结石，左肝管、尾状叶少量结石。可以经瘘管清理沿途絮状物及小结石，力争同时取出右后叶胆管等部位结石。②注意检查胆总管原狭窄部位情况。

（5）手术要点：①循导丝进镜，见凝血块少许、炎性肉芽等，肝组织内瘘管完整，但管腔缩小，以胆道镜循导丝冲洗及扩张管腔，导丝偏向右侧，胆道镜反复多次仍无法进入，分析系脱管后更换的尿管较小，使原瘘管缩小，而且导丝经尿管侧孔出，导丝不是进入胆总管内，多次探查由于絮状物、炎性肉芽组织等遮挡，未找见其他胆管腔。②遂再次以 10 ~ 16 Fr 鞘管扩张，但仅能够进 5 cm 便感阻力较大，置 16 Fr 鞘管，以胆道镜进入，所见同前，确定胆道镜在胆管内，鞘随胆道镜推进少许，退导丝。③以取石钳取出胆管内肉芽及絮状物，可见左上方胆管腔，确认为右肝管，取尽其中大量絮状物及少许肉芽，见右上前方胆管口，内有絮状物，清理后胆道镜拐向右侧（脚侧）见较大胆管腔，考虑为胆总管，管壁正常，继续进镜，见原胆总管损伤、狭窄处形成圆形

管腔，原表面糜烂、不整齐肉芽组织被修复，似有一层内膜覆盖，仅管壁稍粗糙，狭窄段上下长约 1 cm 距离，可以顺利通过 12 Fr 胆道镜，狭窄段以下胆总管壁正常，管腔大小正常，因角度过大，胆道镜不能转入 Oddi 括约肌，但网篮可顺利通过，进入十二指肠腔。④退镜，再测胆总管狭窄段，长约 1 cm。胆道镜退镜至肝总管入口，转镜至左上方，以镜和鞘撇开左肝管开口右缘，见左肝管开口，网篮顺利进入左肝管，镜随之进入，见数粒黑色结石，其中一粒较大，全部取出。镜入左肝 S2 段胆管 B2，未见结石。矢状部内数粒黑色小结石，取出。胆道镜进入左侧胆管开口即肝左内叶 S4 段胆管内，较多絮状物及数粒黑色小结石，取尽。检查左肝内胆管各分支未见残留结石等。⑤退镜至右肝管内，边退镜边寻找胆管开口，于其右侧见一小开口，为尾状叶开口，网篮进入，未见结石等异常。继续退镜，至胆管瘘道内，未发现其他胆管开口。⑥再次进镜入左肝内胆管各支及胆总管内，清理残留絮状物等，于胆总管内留置 16 Fr 引流管，远端过胆总管狭窄部位，其上下两端剪侧孔引流胆汁，同时作为支架管支撑狭窄部位（图 12-28 至图 12-32）。术毕，术中无出血，冲水约 7000 mL。取出肉芽送病理检查，为炎性肉芽。

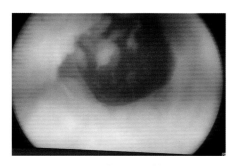

图 12-28　左肝内胆管结石

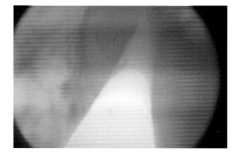

图 12-31　狭窄段胆总管（扩张、支撑 3 个月）

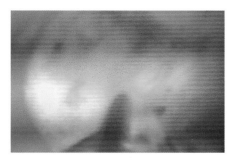

图 12-29　狭窄段上方胆总管炎症严重

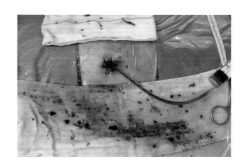

图 12-32　取出结石

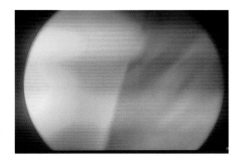

图 12-30　狭窄段下方胆总管壁正常

（黄　刚）

参考文献

［1］黎介寿，吴孟超，黄志强.手术学全集·普通外科卷：胆道手术［M］.北京：人民军医出版社，199，716.

［2］中华医学会外科学分会胆道外科学组.胆管损伤的诊断和治疗指南（2013 版）［J］.中华消化外科杂志，2013，12（2）：81-95.

［3］Abbasoglu O, Tekant Y, Alper A, et al.Prevention and acute management of biliary injuries during laparoscopic cholecystectomy: Expert consensus statement［J］.Ulus Cerrahi Derg, 2016, 32(4): 300-305.

第十三章

弥漫性胆管结石的 PTCL 治疗

第一节 治疗概述

近几十年来，肝胆管结石的治疗有了很大的进步。由于肝胆管结石所处解剖位置的特殊性，病理改变的复杂性，其对肝脏及全身造成的危害大，所以它是非肿瘤性胆道疾病死亡的主要原因。其中绝大多数是肝胆管结石所引起的急性化脓性胆道感染所致。

肝内胆管残留结石是胆道多次手术的最常见的原因。据统计，肝内胆管结石手术后残留结石占近 40%，其发生率为肝外胆管结石手术后残留结石的 6 倍。随着胆道镜的出现，术中、术后应用胆道镜取石、碎石，提高了取石的效果，能解决一部分残留结石的问题，但难以达到彻底解决的目的。而残留结石及并存的胆管狭窄常是导致急性化脓性胆道感染反复发生的重要因素。

肝胆管的化脓性炎症、梗阻和肝细胞损害是肝胆管结石导致的最主要的病理改变。这些器质性病变随着感染的反复发作而加重，而且这些改变并非局限于结石存在的区域，而是不同程度地涉及整个胆道系统。反复多次地感染，将会导致肝胆管腺瘤样增生和肝胆管腺癌。

由于结石梗阻与感染所造成的胆管与肝脏的损害，如胆管扩张、胆流停滞、肝纤维化、萎缩等，也不会由于结石取尽而有效解除，所以，肝胆管结石应该早发现、早治疗。

肝胆管结石手术治疗的基本要求是：解除梗阻，去除病灶，通畅引流。而解除结石和（或）狭窄造成的梗阻则是手术的关键；去除病灶是解除梗阻的重要手段；通畅引流是促进肝功能和机体恢复的重要保证。通畅引流常采用胆-肠内引流术，但施行胆-肠内引流术必须以解除梗阻，去除病灶为目标。

常用的治疗肝胆管结石的方法主要

是通过开腹或者腹腔镜行"肝胆管探查术"，即通过切开肝总管、胆总管进行胆管探查、取石，通常需要做一个长而高达肝门的肝总管胆总管的切口，以便于在直视下对各主要肝管和尾叶胆管开口进行探查，并进而探查二级胆管的开口，弄清结石、狭窄等梗阻因素和肝胆管的病变情况。

肝胆管探查术可以清除肝门部一级胆管（左右肝管）、尾叶胆管内及左右肝内胆管二级分支开口的结石，但对肝内胆管狭窄或二级分支以上的结石等病变的处理则是困难的，常需要联合肝切除等其他手术才能达到治疗目的。

与传统开腹或者腹腔镜经肝门部入路（本书称为中入路）行"肝胆管探查术"取石截然不同，在行 PTCL 时，由于是经肝脏入路，即胆管系统上方入路（本书称为上入路），取石有其自身的特点。如果结石多或分布广、取石困难，一次不能取尽结石，那么第一次要尽量多地取出肝内胆管结石，而不应急于取出胆总管结石。每当我们取尽一支胆管结石后，该支胆管所属肝段、肝叶、半肝之肝细胞分泌的胆汁能够得到通畅的引流，其所属部位肝功能就能迅速地恢复，如取尽右后叶各支胆管，包括三级、四级胆管，整个右后叶肝脏的肝细胞分泌的胆汁马上能够得到正常引流，右后叶肝脏功能能够很快恢复。反之，取出了胆总管、左右肝管结石，而没有取出肝叶、肝段的胆管结石，其胆汁仍然得不到正常引流，肝脏功能恢复困难。通常情况下，需要取尽三级、四级胆管结石，才能使肝叶、肝段的胆汁得到正常引流。

对于弥漫性肝内胆管结石行 PTCL 取石时，首先要明确由于结石分布广泛，结石不是一次能够取干净的，多数需要 2～3 次才能够取干净，所以第一次行 PTCL 取石最重要的是必须取出对肝脏及全身影响最大部位的结石，使肝功能及全身情况能够得到迅速改善。通常应该首先考虑取出右肝内胆管的结石。其次，第二次行 PTCL 取石时，应该先通过第一次 PTCL 取石通道，清理残余结石、絮状物等，仔细探查能否发现新的胆管分支，有些第一次看不到的胆管开口，第二次却能够看见，如发现其内有结石或絮状物，当立即取出。再根据其余结石的位置，确定第二个胆管穿刺点，行 PTCL 取石。通常情况下，通过两次、两侧 PTCL 取石，基本能够取尽结石，个别结石较多、分散，患者病情较重，不能够耐受长时间取石者，取石次数也随之增加，需要穿刺的胆管也会多些。

肝胆管梗阻是影响预后的核心因素，是外科治疗的关键所在，梗阻的部位决定病变的范围，梗阻的程度或时间的长短决定病变的严重程度。所以，尽快取出结石、恢复胆汁正常流动，是肝胆管结石治疗的重要理念。

第二节 病例分析

一、弥漫性肝内外胆管结石

病例 1

患者女性，66 岁。20 余年前因患"胆管结石＋胆囊结石"在当地医院行"胆囊切除＋胆总管切开取石＋T 管引流术"，约 5 年后再次因"胆管结石"行"胆总管切开取石＋T 管引流术"。10 余年前开始出现反复上腹部疼痛、发热，每次经消炎等治疗后缓解。先后在国内数家著名医院就医，均因患者病情复杂、体弱未予手术。1 个月前，上述症状加重，经抗感染等治疗后缓解，来我院。诊断：①肝内外胆管弥漫性结石伴胆管炎；②胆囊切除术后。查体：生命体征正常，神差，消瘦，痛苦面容。皮肤巩膜轻度黄染。腹部手术切口瘢痕，上腹部压痛，余无异常。

（1）超声报告：①肝内外胆管多发结石并扩张；②胆囊缺失。

（2）CT 报告：①肝内胆管、左右肝管、肝总管、胆总管多发结石并扩张，结石最大约 4.5 cm×1.6 cm；②胆囊未见显示（图 13-1 至图 13-10）。

第一次 PTCL 分析

（1）要点分析：①患者长期病患，

影响进食，体重下降，身体瘦小，肋间距较小，定位时需要注意选择位置，利于操作。②患者肝内外胆管弥漫性结石，右前叶胆管、右后叶胆管、左右肝管、矢状部胆管、左外叶胆管、肝总管及胆总管内均有结石，且均为巨大的铸型结石，需要碎石才能取出，耗时长，一次手术难于取尽。对于这种分布广、数量多的结石，通常第一次以尽量多地取出对患者肝脏功能影响大的结石为目的。③根据 CT 显示的结石分布特点，首次取石以取出右肝结石为主，由于结石巨大需要碎石、结石数量多，取石时间需要较长，考虑患者年老体弱，需要把握好手术时间。拟由剑突下穿刺矢状部胆管，沿途取出矢状部胆管、左肝管、右肝管、右后叶胆管、右前叶胆管结石，使右半肝胆管及部分左肝胆管恢复通畅，胆汁流动恢复正常。

（2）手术要点：①经剑突下穿刺左肝矢状部胆管，顺利抽到胆汁，一次穿刺成功。依次顺利扩管到 16 Fr，留置鞘管。②进镜，鞘管内即见浓稠胆汁、絮状物及小结石，取出。进镜，见矢状部巨大黑色结石，结石较硬，网篮不能取出、不能挤裂，以气压弹道碎石——取

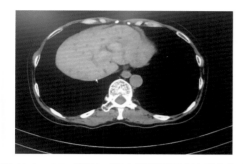

图 13-1　CT：平扫　肝内胆管结石（铸形）（1）

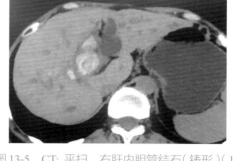

图 13-5　CT：平扫　右肝内胆管结石（铸形）（1）

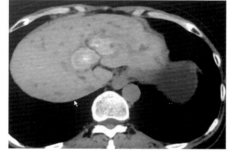

图 13-2　CT：平扫　肝内胆管结石（铸形）（2）

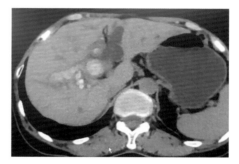

图 13-6　CT：平扫　右肝内胆管结石（铸形）（2）

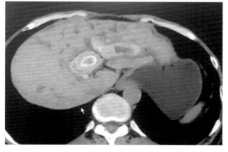

图 13-3　CT：平扫　肝内、肝门胆管结石
（铸形）（1）

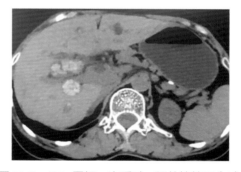

图 13-7　CT：平扫　右后叶、肝总管结石（1）

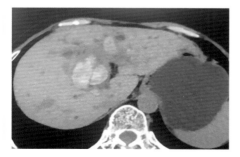

图 13-4　CT：平扫　肝内、肝门胆管结石
（铸形）（2）

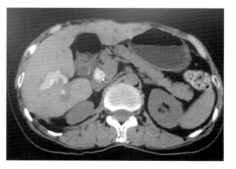

图 13-8　CT：平扫　右后叶、肝总管结石（2）

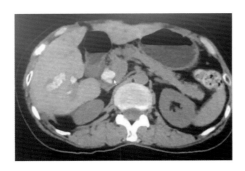

图 13-9 CT：平扫 胆总管结石（胰腺段）

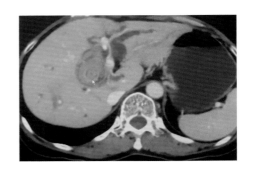

图 13-10 CT：静脉期 肝内胆管结石
（铸形）

石多次，取出碎裂结石及周围小结石。③继续进镜，见肝门部一巨大黑色结石，质硬，多次碎石后取出碎裂结石，同时取出周围小结石。④取出右肝管结石，见镜头左下方的右后叶胆管和右上方的右前叶胆管内大量黑色结石，先取右后叶胆管内结石，大者需要碎石后取出。继而见三级胆管分支内堆积大量结石，逐支取出。退镜，转向右上方的右前叶胆管，取出结石。退镜至右肝管，见胆汁。⑤检查术野，无出血，置 16Fr 引流管于右肝内胆管，16 cm，术毕。术中无出血，冲水约 12 000 mL（图 13-11、

图 13-12）。

第二次 PTCL 分析

（1）要点分析：①患者经过第一次 PTCL 术后，已经取出大部分结石，根据影像资料分析，左外叶 S2 胆管内一铸型结石，因为位置高于第一次 PTCL 取石通道，故而胆道镜未能看见。此次需要取出，但必须另外穿刺右侧肝胆管才能够取出该结石。残留肝门部胆管结石、右后叶胆管结石等，可以经过第一次 PTCL 通道继续取出。②本次手术首先通过第一次 PTCL 时建立的剑突下通道探查、取出肝门部胆管、右后叶胆管

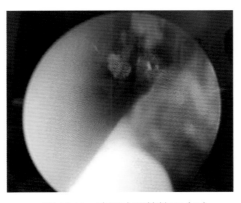

图 13-11 右肝内胆管结石（1）

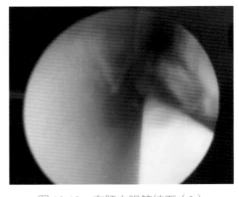

图 13-12 右肝内胆管结石（2）

等及沿途胆管内结石，注意探查胆总管入口。然后，再经过右侧肋间穿刺右前叶胆管或者右肝管起始部，取出左外叶 S2 胆管结石及沿途胆管内结石，再探查胆总管，取出胆总管内结石。达到完全取尽结石的目的。

（2）手术要点：①拔出剑突下引流管，置入导管鞘，进硬质胆道镜，见矢状部胆管、左肝管内有清亮胆汁、少许结石碎粒及絮状物，清除之。继续进镜，至肝门部，见一黑色较大结石，质硬，网篮不能挤裂，以气压弹道多次"碎石—取石"后，取出碎裂结石，继续取出周围小结石。至此，肝门部、右肝管结石全部取出。②进镜，见镜头左下方的右后叶胆管内黑色结石，取出。继而取出其各分支胆管内大小不等之黑色结石，胆管壁炎症较第一次手术时明显减轻。退镜，见右上方胆管（右前叶胆管）内有黑色结石，取出。③检查右肝内胆管、左肝内胆管术野，未见结石及出血，退镜，置 16 Fr 引流管于肝内胆管，12 cm，术毕。术中无出血。④超声探查、定位，无穿刺架下超声引导穿刺右前叶胆管末端（黄金穿刺点），一次成功，顺利抽得胆汁。扩管至 16 Fr。⑤进镜，见胆汁，镜入右肝管，见左侧手术留置之引流管，胆道镜到达肝门部，于左右肝管汇合部寻找胆总管入口，见镜头右上方一胆管口，以网篮探入，胆道镜随网篮转向右上方，进入胆总管内，见较大黑色结石，质

硬，圆柱型，碎石一段取出一段，一直到达胆总管下端。然后见胆总管转右，取尽胆总管内结石，见 Oddi 括约肌，网篮及胆道镜均能够顺利通过括约肌，进入十二指肠腔。退镜，清理胆总管内结石碎粒及絮状物，退镜。⑥胆道镜转向左上方的左肝管及矢状部，进镜，见右上方一巨大黑色结石，固定于左外叶胆管内，质硬，以气压弹道碎石。因结石为铸型，碎石一部分后取出，再继续碎石、取出，多次"碎石—取石"，直到取尽该胆管（B2）内结石。检查无残余结石及出血，退镜至矢状部，反复检查各胆管支，未见结石及出血，退镜至肝门部。⑦再次检查左右肝内胆管及胆总管，未见结石及出血，置 16Fr 引流管于胆总管内，18 cm，术毕（图 13-13 至图 13-25）。术中无出血，冲水约 12 000 mL。

第二次 PTCL 术前影像（术后 1 个月）（图 13-13 至图 13-16）。

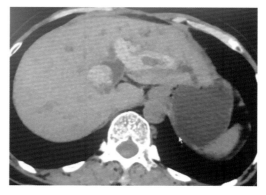

图 13-13　CT：平扫　肝门部、左外叶肝胆管内结石（B2）

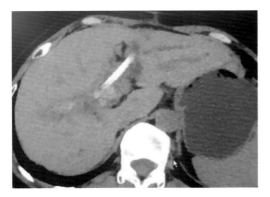

图 13-14　CT：平扫　肝门部、右肝内胆管结石，
引流管

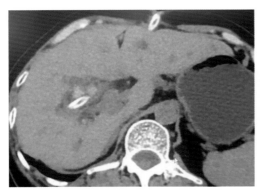

图 13-15　CT：平扫　引流管，右肝残余结石（1）

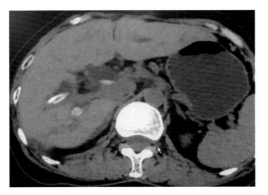

图 13-16　CT：平扫　引流管，右肝残余结石（2）

第二次 PTCL 手术图片（图 13-17
至图 13-20）。

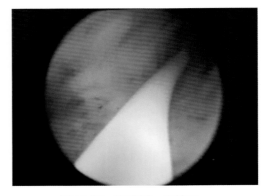

图 13-17　胆总管，无结石，
管壁炎症完全消退

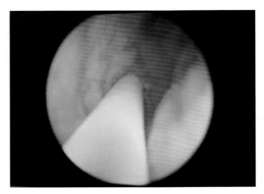

图 13-18　胆总管，无结石，管壁无炎症

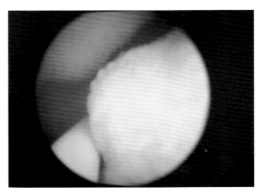

图 13-19　十二指肠腔及肠黏膜

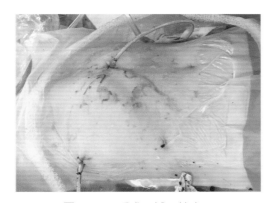

图 13-20　手术区域双管齐下

第二次 PTCL 手术后复查 CT（图 13-21 至图 13-25）。

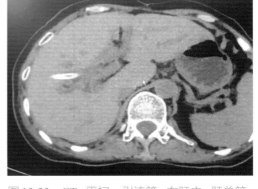

图 13-23　CT：平扫　引流管，右肝内、肝总管，均无结石（1）

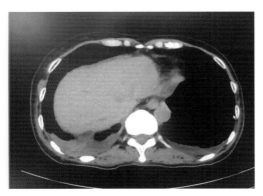

图 13-21　CT：平扫　结石取尽（1）

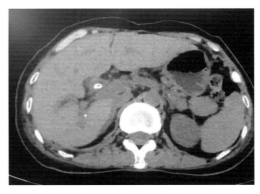

图 13-24　CT：平扫　引流管，右肝内、肝总管，均无结石（2）

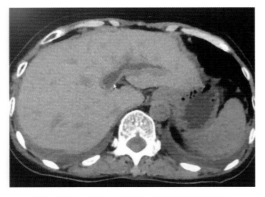

图 13-22　CT：平扫　结石取尽（2）

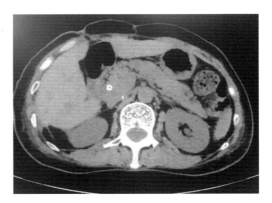

图 13-25　CT：平扫　引流管，胰腺段内

二、肝内胆管弥漫性结石（含尾状叶胆管结石）

病例2

患者女性，30岁。10年前体检时发现胆管结石，无腹痛等不适，未治疗。1年前开始出现反复发热、上腹部疼痛等表现，在当地医院就诊，诊断：肝内胆管结石、胆管炎，行腹腔镜胆囊切除+胆总管切开取石+T管引流术。术后结石残留较多，仍反复出现发热、上腹部疼痛等不适。3个月前到当地一家著名医院就诊，上腹部MRI：肝内胆管多发结石伴胆管炎，胆源性肝硬化、门静脉高压、脾大，未处理，建议服用中药。遂来我院，以"肝内胆管多发结石并胆管炎等"收入院。查体：生命征正常，皮肤巩膜无黄染。余（–）。

（1）超声报告：①肝内外胆管扩张，肝内胆管多发结石。胆囊未见。②脾脏增大，脾静脉增宽（图13-26、图13-27）。

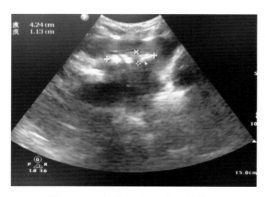

图 13-26　超声：左肝内胆管结石

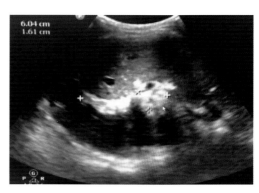

图 13-27　超声：右肝内胆管结石

（2）CT报告：①肝内多发胆管结石，并肝内外胆管扩张，胆总管下段狭窄，炎性？②脾大，门静脉高压（图13-28至图13-37）。

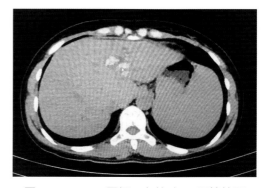

图 13-28　CT：平扫　左外叶 S2 胆管结石

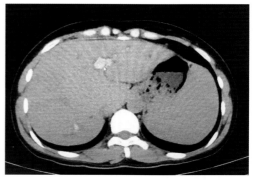

图 13-29　CT：平扫　左外叶 S2 胆管口结石

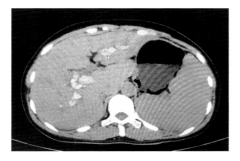

图 13-30　CT：平扫　左外叶 S2 胆管结石，右后叶胆管结石等

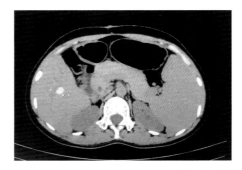

图 13-34　CT：平扫　右后叶 S6 胆管结石（4）

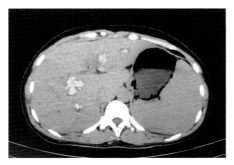

图 13-31　CT：平扫　右后叶 S6 胆管结石（1）

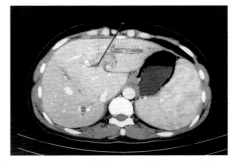

图 13-35　CT：门脉期　可穿刺点，左肝管（1）

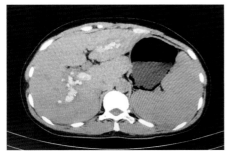

图 13-32　CT：平扫　右后叶 S6 胆管结石（2）

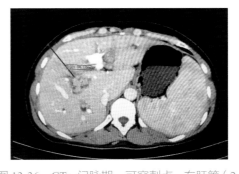

图 13-36　CT：门脉期　可穿刺点，右肝管（2）

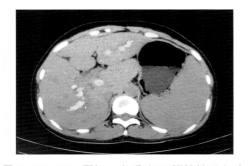

图 13-33　CT：平扫　右后叶 S6 胆管结石（3）

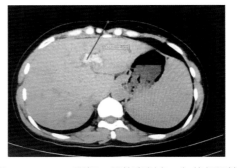

图 13-37　CT：平扫　最佳穿刺点，矢状部胆管

（3）要点分析：①患者系左右肝内胆管弥漫性结石，左肝结石较多，范围广，从左肝管起始部、S4a 和 S2 胆管开始至矢状部末端、S3 胆管均充满结石，相应胆管扩张，但均充满结石，胆管与结石间隙较小，但仍可以穿刺。由于位置较高部位仍有结石，穿刺位置由左上至右下对于取 S4a、S2 胆管的结石困难。如果穿刺点低，如剑突下，则可取出 S4a、S2 胆管及矢状部胆管末端结石，但对于 S3 胆管（B3）、矢状部近左肝管段结石取出困难，需要掌握一定方法和技巧才能取出，进而胆道镜进入右肝及胆总管取石。②胆总管内无明显结石，右后叶胆管充满结石，尾状叶胆管口有一大结石，相应胆管扩张，但与结石间间隙较小，仍可穿刺。③此患者结石多，分布广，需做两次以上 PTCL 才能够取尽。

（4）手术要点：①术中超声显示左肝矢状部 S4a、S4b 间胆管扩张，相对较大，可作为穿刺靶点，于剑突下超声定位、引导，顺利穿刺成功，抽出胆汁，但穿刺针方向是由左下斜向右上。②进镜，见大量黑色结石，网篮取出，大者须用气压弹道碎石取出。进境至 S4a、S2 胆管附近矢状部胆管、取石。S4a、S2 胆管开口部各有两粒大结石，碎石后取出，镜下见结石已取净。③退镜至穿刺口，

转动胆道镜及鞘管向右下，见 S3 胆管开口处黑色结石，大，碎石后才能取出，继而取出部分小结石。胆道镜下可见胆总管开口位于镜头左前下方，因角度过大胆道镜不能进入。可见右肝管内黑色结石，大，多次"碎石—取石"后取出。术毕（图 13-38、图 13-39）。术中无出血，手术时间 2.5 小时，冲水 12 000 mL。

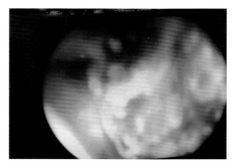

图 13-38　术中：S4a 胆管结石

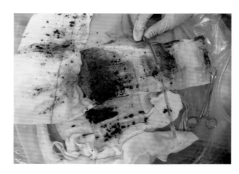

图 13-39　取出结石

下次可通过该通道取右肝管、右后叶胆管残余结石，但尾状叶胆管内的大结石可能取出困难，可根据情况再穿刺右肝管起始部，取出尾状叶胆管结石。

（黄　刚）

参考文献

［1］黎介寿，吴孟超，黄志强 . 手术学全集·普通外科卷：胆道手术［M］. 北京：人民军医出版社，1996：768.

第十四章

肝切除术后胆管结石的 PTCL 治疗

传统的治疗肝胆管结石的方法主要是通过开腹或者腹腔镜行"肝胆管探查术"，即通过切开肝总管、胆总管进行胆管探查、取石，通常需要做一个长而高达肝门的肝总管、胆总管的切口，以便于在直视下对各主要肝管和尾叶胆管开口进行探查，并进而探查二级胆管的开口，弄清结石、狭窄等梗阻因素和肝胆管的病变情况。

肝胆管探查术可以清除肝门部一级胆管（左右肝管）、尾叶胆管内及左右肝管二级分支开口的结石，但对肝内胆管狭窄或二级分支以上的结石等病变的处理则是有限的，常需要联合肝切除等其他手术才能达到治疗目的。

通常肝胆管结石行肝部分切除术的手术指征主要为：

（1）局限于一侧或一叶的肝胆管结石，难以用一般技术得到清除者。

（2）一侧或一叶肝胆管结石或（和）狭窄伴有肝组织的纤维化、萎缩者。

（3）一侧或一叶肝胆管结石或（和）狭窄，伴有多发性肝脓肿或肝管积脓，胆（内、外）瘘形成者。

（4）泛发型肝胆管结石，以一侧较为集中或肝损害较为严重者，可一侧行肝部分切除，另一侧行结石清除术。

（5）位于一侧或一叶的肝内胆管扩张伴结石者。

（6）局限于一肝段的肝胆管狭窄或（和）结石者。

（7）一侧或一叶肝胆管狭窄、结石或囊性扩张病伴有癌变者。

（8）肝门部胆管结石或（和）狭窄，为了显露解剖肝门结构，需切除增生、肥大的部分肝方叶或右前叶者。

由于胆道系统的解剖学特点，由肝门部（中入路）通过切开肝总管、胆总管进行胆管探查、取石的"肝胆管探查术"对肝内胆管狭窄或二级分支以上的结石等病变的处理则是困难的，即使现在有纤维胆道镜、硬质胆道镜等。

与"肝胆管探查术"不同，PTCL 由二级胆管进入，顺流到达一级胆管、胆总管，同时能够顺势到达对侧各级胆管，对取出肝内外胆管结石具有巨大的优势。所以，在很多情况下，无论是行腹腔镜，还是行开腹"肝胆管探查术"都不能够取出的结石，如右后叶胆管结石、左外叶胆管结石等，通过行 PTCL，都能够有效地取出。而且，在行 PTCL 时，同时还能够在胆道镜下处理肝内胆管的狭窄，解决导致胆汁流动不畅、结石容易形成的原因。

在长期的临床工作中，我们总结出肝胆管结石需要行肝切除的手术指征如下：

（1）肝胆管结石或（和）狭窄合并

一侧或一叶的肝纤维化，致其萎缩、无功能者。

（2）一侧或一叶的肝胆管结石或（和）并狭窄，伴有多发性肝脓肿或肝管积脓，胆瘘形成者。

（3）一侧或一叶的肝胆管结石或（和）狭窄及引起的胆管囊性扩张或萎缩，不能排除胆管合并癌变者。

（4）肝胆管结石因为手术导致严重出血、胆漏等并发症者。

肝切除作为择期手术施行，也可以在危重患者或紧急情况下施行，患者有严重的胆道感染、重度黄疸、明显的肝功能损害、重度贫血或失血性休克等时，手术风险大大增加，应做好患者的术前准备，手术应根据不同的情况加以处理，实时修正手术计划，以患者的安全为前提，减轻手术的风险。

第二节　病例分析

一、右半肝切除术后合并左内叶、左外叶胆管结石

病例 1

患者女性，48 岁。患者于 23 年前开始出现上腹部胀痛，疼痛未向其他部位放射，无畏寒、发热等其他不适，在当地以"胃病"治疗，效果不好，症状反复。

21 年前经超声等检查，诊断为"胆道系统结石"，予开腹行"胆囊切除术 + 胆总管切开取石 +T 管引流术"。术后患者仍间断出现上腹部隐痛不适，保守治疗可缓解。2 年前患者开始出现腹痛并伴有畏寒、发热不适等，具体体温不详，遂到省城一家著名三甲医院住院治疗。入院后检查，诊断为：①肝内胆管结石

伴胆管炎；②胆总管结石伴急性胆管炎；③胆囊切除术后状态。在全身麻醉下行"剖腹探查、右半肝切除、胆道镜探查取石、胆总管切开取石、胆管修补成形、T管引流、腹腔引流术"，术后予抗感染等治疗。术后病理：①肝内胆管结石伴胆管扩张及胆管周围炎，局部胆管上皮轻 – 中度不典型增生；②周围肝组织汇管区慢性炎症。术后恢复顺利，出院。

患者出院后近 2 年来，仍间断出现上腹部疼痛，间断伴有畏寒、发热不适等，曾多次于外院门诊及住院治疗，症状好转后出院。1 个月前因"①肝内胆管多发结石，胆总管上段扩张；②肝右叶切除后改变，邻近肝左叶包膜下积液或囊肿，胆囊缺如等"行 PTCL，取出大量结石，今再次入院复查。

（1）要点分析：①该患者因肝内外胆管结石行"剖腹探查、右半肝切除、胆道镜探查取石、胆总管切开取石、胆管修补成形、T管引流、腹腔引流术"及一次"PTCL"。由于右半肝切除，消除了右肝内胆管结石，左半肝仍残留较多结石。通过第一次 PTCL，将左外叶、左肝管的结石基本取干净，镜下直到 Oddi 括约肌未见结石。②此次住院，术前 CT 检查发现引流管旁见倒"T"字型结石团，紧贴引流管，似乎是上次手术路径内未取干净之结石，但不可能会

残留如此之多结石而胆道镜未看见。仔细分析图片后认为，该结石团与引流管之间有间隙，属于另外一支胆管内，即左内叶 S4 胆管内的结石。由于右半肝切除后，左肝肥大并右旋，结石位于 S4 胆管内，在与左外叶胆管并行一段后汇合成左肝管。由于 S4 胆管与左外叶胆管并行而且以锐角从上前方汇入，所以上次 PTCL 手术不能看见 S4 胆管，更别说取石了。③根据分析，可以从图 14-13 显示的右前方穿刺，而且能够取尽结石，但是这个路径难以进入左肝管。如果从左前方剑突下入路（图 14-12），容易取出结石团中的大部分结石，但取尽斜向右前支顶端的结石需要想办法，讲技巧，这个入路的优点是容易进入左肝管。最后决定由剑突下穿刺。

右半肝切除术前 CT（图 14-1 至图 14-5）。

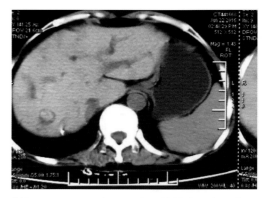

图 14-1　CT：平扫　肝内胆管扩张，右肝内胆管结石

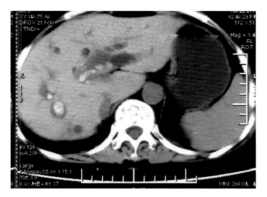

图 14-2　CT：平扫　肝内胆管扩张，左、右肝
　　　　内胆管结石（1）

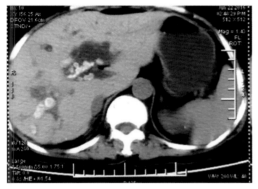

图 14-3　CT：平扫　肝内胆管扩张，左、右肝
　　　　内胆管结石（2）

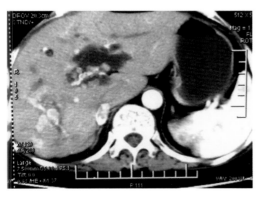

图 14-4　CT：门脉期　左、右肝内胆管结石（1）

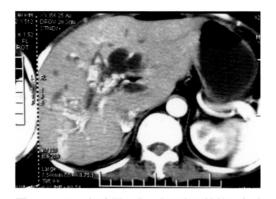

图 14-5　CT：门脉期　左、右肝内胆管结石（2）

第一次 PTCL 手术前 CT、MR（图
14-6 至图 14-9）。

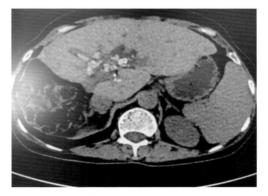

图 14-6　CT：平扫　右半肝切除术后，左肝内
　　　　胆管大量结石（1）

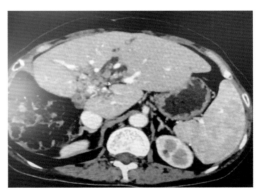

图 14-7　CT：平扫　右半肝切除术后，左肝内
　　　　胆管大量结石（2）

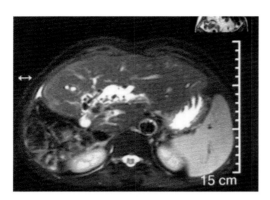

图 14-8　MR：右半肝切除术后，左肝内胆管
　　　　　大量结石（1）

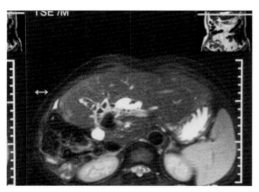

图 14-9　MR：右半肝切除术后，左肝内胆管
　　　　　大量结石（2）

　　（2）手术要点：①拔出上次 PTCL
留置 16Fr 引流管，硬质胆道镜通过导管
鞘进入胆管，沿途未见结石，直到 Oddi
括约肌，括约肌无狭窄，清晰见到十二指
肠黏膜。退镜后置入 16Fr 引流管；②由
上次瘘管上方之剑突下穿刺左内叶 S4 胆
管成功，扩张瘘道至 16Fr 并留置鞘管，
以硬质胆道镜进入，见到较多结石，取尽，
并进入右前上方胆管，取尽残余结石；
③胆道镜继续向左肝管方向前进，成功进
入左肝管，见开口无狭窄，并见到前面留
置之引流管，然后顺利进入十二指肠。

　　至此，结石全部取尽，两个通道都
顺利进入胆总管和十二指肠（图 14-10 至
图 14-11）。退镜后置入引流管至左肝管，
术毕。术中无出血，冲水 6000 mL。

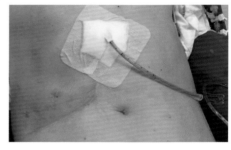

图 14-10　第一次 PTCL 手术后，手术区域及
　　　　　　原手术瘢痕

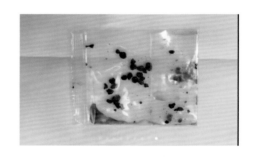

图 14-11　第一次 PTCL 手术取出结石

　　第二次 PTCL 手术前 CT（图 14-12
至图 14-15）。

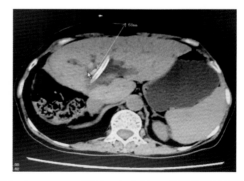

图 14-12　CT：平扫　左内叶 S4 胆管残留结石，
　　　　　　引流管（1）

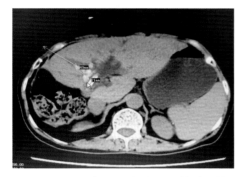

图 14-13　CT：平扫　左内叶 S4 胆管残留结石，
引流管（2）

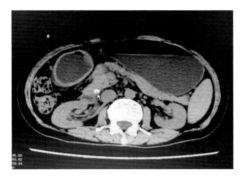

图 14-14　CT：平扫　引流管留置于
胆总管下端

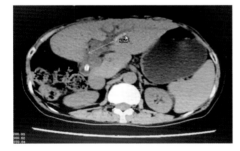

图 14-15　CT：平扫　左外叶 S3 胆管残留结石，
引流管

第二次 PTCL 手术后 CT（图 14-
17、图 14-18）。

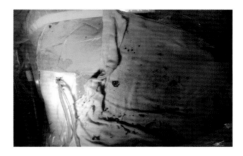

图 14-16　第二次 PTCL 手术后，术区，引流管

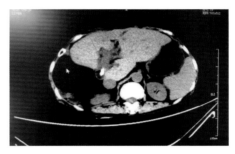

图 14-17　CT：平扫　结石取尽，引流管（1）

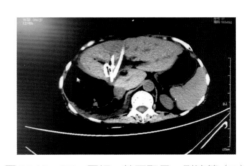

图 14-18　CT：平扫　结石取尽，引流管（2）

二、左半肝切除术后合并左右肝管结石、右后叶胆管结石、矢状部胆管结石及左外叶残部胆管结石

病例 2

患者女性，41 岁。4 年前因"肝内外胆管结石"在当地医院行"肝左外叶切除＋胆总管探查取石＋T 管引流术"。3 个月前开始出现反复腹痛、发热，检

查后诊断为"胆总管下端结石并感染，肝内外胆管结石并胆管炎等"，行"ERCP胆管取石术"，上述症状缓解，但结石残留较多，遂来我院。查体：皮肤巩膜无黄染，上腹部切口瘢痕，长约 30 cm，上腹部无压痛等异常。

（1）超声报告：①肝右叶多发性胆管结石并扩张，肝左外叶切除术后；②胆囊已切除，胆总管上段显示不清（图 14-19、图 14-20）。

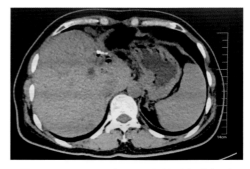

图 14-21　CT：平扫　肝左外叶部分切除

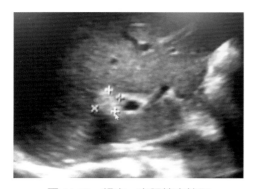

图 14-19　超声：右肝管内结石

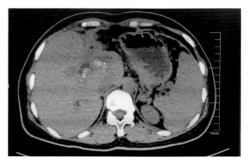

图 14-22　CT：平扫　左、右肝管结石

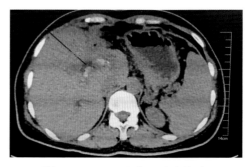

图 14-23　CT：平扫　穿刺靶点

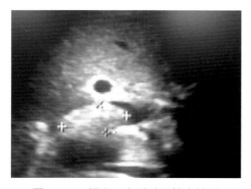

图 14-20　超声：右后叶胆管内结石

（2）CT 报告：①肝内多发性胆管结石，并胆总管下段及以上部位肝内胆管扩张积气，肝左外叶切除术后；②胆囊切除术后改变（图 14-21 至图 14-26）。

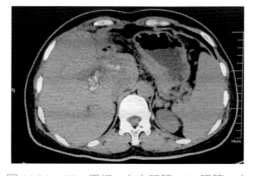

图 14-24　CT：平扫　左右肝管、S3 胆管 + 右后叶胆管结石

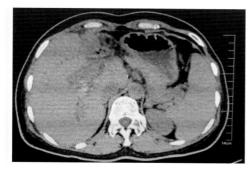

图 14-25 CT：平扫 右肝管 + 右后叶胆管结石

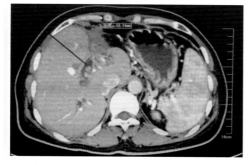

图 14-26 CT：门脉期 右后叶胆管结石

（3）要点分析：①根据 CT 图示，患者系左半肝切除术后，无左肝穿刺路径，左侧肝断面与胃等组织器官粘连，左侧无穿刺路径；②选择右肝穿刺，但仅右后叶胆管开口处结石边缘可见胆管腔隙，其余可见的胆管内只见结石，未见腔隙。选择右后叶胆管开口处结石边缘可见的胆管腔隙作为穿刺靶点，便于穿刺，同时利于取右后叶胆管内结石。但该穿刺路径上分别有一支肝静脉属支和一支门静脉分支，穿刺时必须绕开它们。

（4）手术要点：①第一次穿刺胆管顺利抽出胆汁，扩管至 16Fr 并留置导管鞘，胆道镜进入鞘内初见少许胆汁，出鞘后未见胆汁和胆管，见导丝在肝组织内卷曲。超声见胆道镜镜头已过右肝管，位于其深面，退镜。②第二次穿刺胆管成功，扩管至 16Fr 并留置导管鞘后，胆道镜进入鞘内见胆汁，继而见胆管穿刺口及胆管内黑色结石，穿刺口处一粒较大结石，直径大于导管鞘。以镜和鞘进入胆管内，见大量结石，以网篮取石。穿刺口处及其他较大结石可以网篮挤裂，然后取出。见后方稍靠左有一凹陷，探查系一胆管开口，明确为右后上胆管，转镜与鞘准备取该支胆管内结石时，突然出现出血，冲"去甲肾上腺素液"止血后，暂停进入该支胆管取石，转而继续取出右肝管、左肝管结石及矢状部胆管内结石。③退镜见右前方一胆管口，狭窄，为 S3 胆管口，镜难以入内，以网篮进入，扩张后胆道镜顺利进入，见其中大量结石堆积，其中右下方一分支胆管开口处结石较大，长条形，反复以网篮将其挤裂后取出，退镜。④探查右侧胆管开口，进入，符合胆总管方向，先小后大，管壁尚光滑，但不能见到 Oddi 括约肌。反复寻找，胆总管方向未见其他胆管。⑤退镜至胆管穿刺口，轻柔旋转、倒转胆道镜和鞘管，见右后下方胆管开口，即右后叶胆管开口，其内及各三级分支胆管内大量黑色结石，逐支取尽。⑥全面检查术野，无出血，胆管内较多絮状物，取出。留置 16Fr 引流管于狭窄部胆管，即 S3 段胆管，狭窄部两

端剪侧孔，狭窄处距皮肤 11 cm，术毕
（图 14-27 至图 14-32）。术中出血约
15 mL。

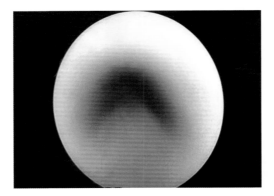

图 14-27　胆管出血，鞘内血性液

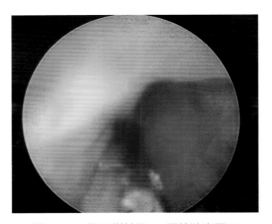

图 14-28　取石钳扩张 S3 胆管狭窄开口

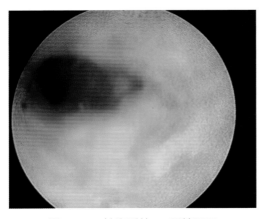

图 14-29　扩张后的 S3 胆管开口

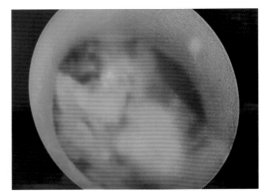

图 14-30　导管鞘口结石

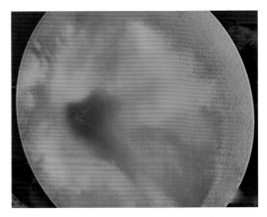

图 14-31　止血后胆管壁，"血凝膜"覆盖

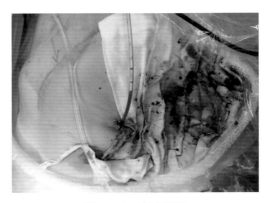

图 14-32　取出结石

三、左半肝切除和胆肠吻合术后合度右前叶胆管结石、右后叶胆管结石

病例 3

患者女性，71 岁。2017 年因"肝内胆管结石并胆管炎 + 胆总管囊肿 + 胆囊结石并胆囊炎"在当地县医院行"左半肝切除 + 胆囊切除 + 胆总管囊肿切除 + 胆肠吻合术"。2018 年开始反复出现上腹痛伴发热等，抗炎等治疗后可缓解。6 天前因饮用鸡汤后出现上腹部疼痛，治疗效果不佳住院。经超声、CT 等检查发现肝右后叶胆管、右前叶胆管结石。

（1）CT 报告：①肝右叶胆管多发结石并肝内胆管扩张；②左半肝切除 + 胆囊切除 + 胆总管囊肿切除术 + 胆肠吻合术后（图 14-33 至图 14-39）。

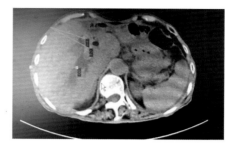

图 14-35 CT：平扫 右前叶胆管结石（1）、右后叶胆管开口结石（2）及右后叶胆管（3）

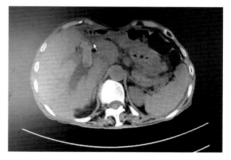

图 14-36 CT：平扫 胆肠吻合口及右后叶胆管结石

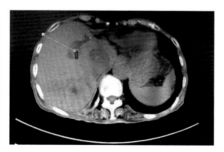

图 14-33 CT：平扫 左半肝切除，右前叶胆管结石

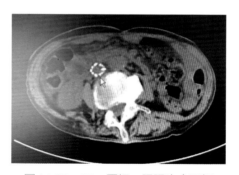

图 14-37 CT：平扫 肠肠吻合口钉

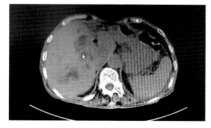

图 14-34 CT：平扫 右前叶胆管结石

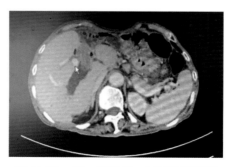

图 14-38 CT：门脉期 门静脉右后支

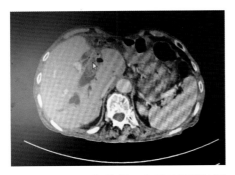

图 14-39 CT：门脉期 右后叶胆管结石

（2）要点分析：①结石位于右前叶、右后叶胆管，通常需要穿刺左肝内胆管才能顺利取石，但该患者已经行左半肝切除，左侧没有穿刺路径，无法通过左肝内胆管行穿刺取石。②只能穿刺右肝，如何确定穿刺靶向胆管，才能同时取出右前叶和右后叶两支互成锐角的胆管内结石，而且结石较大。通过 CT 及术中超声分析，确定穿刺右前叶胆管结石右缘，取出右前叶胆管内结石后，继续向前清理右肝管内残余结石，然后退至右后叶胆管开口，倒转胆道镜至右后叶胆管进行取石。③取尽结石后，胆道镜再进入胆肠吻合口，检查、处理吻合口。

（3）手术要点：①超声可视下，无穿刺架逐步进针至靶向胆管，突破管壁，回抽见胆汁，一次穿刺成功（图14-40）。②顺利扩张瘘管至 16Fr，胆道镜巡鞘进入胆管，见深色胆汁涌入鞘内。冲水后，见镜头前方黑色结石，直径大于鞘管，以钬激光碎石、取石。胆道镜继续前进，进入右肝管内，见较多絮状物及一些小结石，清理干净后，发现吻合口，其上附着淡黄色、白色絮状物及黏液，吻合口不狭窄，胆道镜顺利进入肠道，清晰见到肠黏膜。③退镜至右前叶胆管与右后叶胆管汇合部，顺时针转动胆道镜并倒转胆道镜方向，见右下后方右后叶胆管开口处黑色结石，网篮不能取出，钬激光碎石、取石。由于角度过大，胆道镜只能进入右后叶胆管口，见右后下及数支三级胆管开口内结石，以网篮取出。冲洗、检查无结石后，退镜。④再次检查右前叶胆管、右后叶胆管、右肝管内无结石，直至吻合口均通畅后，放置 16Fr 引流管，深度 15 cm。术毕（图 14-41 至图 14-43）。术中无出血，冲水4000 mL 左右。

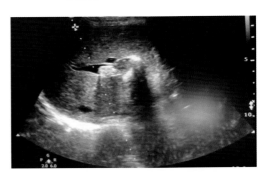

图 14-40 术中超声定位

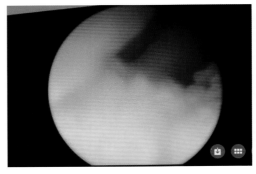

图 14-41 胆肠吻合口及肠黏膜

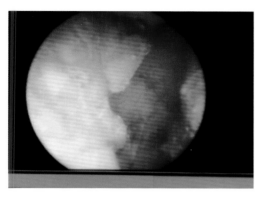

图 14-42 右后叶胆管开口，结石已全部取出

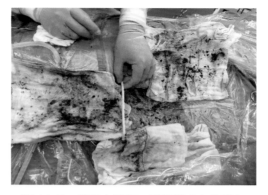

图 14-43 取出之结石、引流管（白色管）

（黄 刚）

参考文献

［1］黎介寿，吴孟超，黄志强.胆道手术／手术学全集：普通外科卷［M］.北京：人民军医出版社，1996：777-778.

第十五章

胆肠吻合术后肝胆管结石的 PTCL 治疗

第一节　胆肠吻合术概述

胆肠吻合术是胆道外科中的常用手术，主要用于治疗胆道梗阻，达到"通畅引流、解除狭窄"的目的。胆肠吻合术包括自肝内胆管、胆囊、胆总管等部分与肠道的吻合，而在肠道方面则有运用十二指肠或空肠之分。本书所说的胆肠吻合术是指空肠与胆管的吻合术，即 Roux-en-Y 胆管空肠吻合术（Roux-en Y choledochojejunostomy）。

胆肠吻合术已经有上百年的历史，它的主要作用是解除胆汁的淤积。在胆管阻塞的近侧，建立一个通道，使淤积的胆汁得到引流，黄疸消退，使梗阻性黄疸引起的一系列病理生理变化逐渐恢复。

适应证：胆肠吻合术的适应证主要为以下 5 个方面：

（1）良性肝外胆管狭窄：肝总管以下的良性胆管狭窄多与损伤有关。医源

性损伤占 80% ~ 90%，继发于手术后胆管周围炎症、感染等只占 10% ~ 20%。

（2）胆总管末端狭窄：胆总管末端的炎性瘢痕性狭窄，多数由于胆管末端结石、十二指肠乳头开口部憩室、慢性胰腺炎等引起的长期慢性炎症所致。

（3）先天性胆道畸形：如先天性胆总管囊肿，囊肿切除后的胆道重建。

（4）胆管等消化道手术后重建、胆肠吻合口狭窄的再处理等。

（5）难以切除的胆管癌和胰头癌。

胆肠吻合术作为治疗肝胆管结石病的重要手段之一，极大地提高了肝胆管结石病的外科治疗成功率。

肝胆管结石需行胆肠吻合术的适应证：

（1）合并肝门及肝外胆管癌变。

（2）合并胆总管囊状扩张。

（3）肝门及肝外胆管狭窄经整形无

法修复。

（4）Oddi 括约肌功能丧失（肝总管、胆总管及 Oddi 括约肌本身的病变）。

禁忌证：吻合口以上的肝内胆管有狭窄或结石未能处理的，不能行胆管空肠吻合术，否则术后不但不能起到治疗作用，反而可加重肝内胆管感染，使病情进一步恶化。

然而，目前因为肝内胆管结石不能够取尽而实施"胆肠吻合术"的病例较多。因为胆管的解剖结构的原因，有些部位的结石采用开腹及腹腔镜由肝门部入路（本书称为中入路）是难以取出的，如右后叶胆管结石、左外叶胆管结石等，手术者担心结石掉下再次造成胆道梗阻，而行胆肠吻合术，目的是使掉下的结石能够排入肠道，避免再次引起胆道梗阻，导致再次手术。而事实上，上述部位结石排入肠道的目的难以达到，而胆肠吻合术造成的逆行胆道感染、食物残渣的聚集堵塞、吻合口上方结石的形成、吻合口狭窄等造成的危害却越来越多、越来越严重。所以笔者主张凡是经肝门部手术入路取不了的肝胆管结石，处理不了的肝内胆管狭窄，避免再行胆肠吻合术，而应该力所能及地尽量取出能够取出的结石，处理能够处理的胆管狭窄，

然后，放置 T 管，结束手术。把没有解决的问题留给做 PTCL/PTCS 且有经验的医生去解决，减少患者的手术创伤和胆肠吻合术后并发症及后遗症给患者带来的痛苦，同时也可以避免医生的后续烦恼。

对于经验丰富的 PTCL/PTCS 医生，通过对不同部位靶向胆管的穿刺，能够取出肝内外各个部位的结石。

胆肠吻合术使胆汁流动、排泄的动力学发生了改变，Oddi 括约肌对胆道压力的调节作用消失，Oddi 括约肌防止消化液逆流的守卫功能丢失，导致一系列的病理生理变化，特别是逆行感染导致的胆管炎症，对胆管、肝脏及全身的影响不可低估，长期的胆管炎、吻合口炎，导致部分发生癌变。

所以，笔者再次强调非必须不要做胆肠吻合术。

由于各种原因行胆肠吻合术导致的肝胆管结石、肝胆管狭窄、吻合口狭窄、吻合口闭合等情况，均可以行 PTCL/PTCS 解决。

下面介绍几例行胆肠吻合术后再发结石、吻合口严重狭窄甚至闭合的病例的 PTCL 手术处理方法和技巧。

第二节 病例分析

一、吻合口结石、右肝管结石及右后叶胆管结石；胆肠吻合术（2次）及左半肝切除术后

病例 1

患者男性，79 岁。7 个月前出现腹痛、发热、畏寒等在当地医院就诊，行 CT 等检查后诊断：肝胆管结石，胆管炎，治疗后恢复出院。10 天前又出现腹痛、发热，体温高达 40℃，在当地医院治疗后好转，转来我院。以"肝胆管结石并胆管炎，左半肝切除术＋胆肠吻合术＋胆囊切除术后等入院。查体：BP 176/86 mmHg，腹部见两条切口瘢痕：右肋缘下，约 30 cm，中上腹部正中切口，约 20 cm，腹部无明显压痛，余（－）。

手术史：1993 年因患"胆结石"行"开腹胆囊切除术"。2001 年再次因"胆结石"行"胆总管切开取石术＋左半肝切除术＋胆肠吻合术"。2008 年再次因"胆结石"行"吻合口拆除＋肝胆管取石＋胆肠吻合术"。2014 年行"PTCSL"两次。

（1）超声报告：①右肝管至胆总管上段内结石声像；②肝脏部分切除术后，胆囊切除术后。

（2）CT 报告：①胆道结石术后改

变，肝左叶、胆囊术后缺如，肝门区结构紊乱（考虑胆肠吻合术后）。②右肝内外胆管、胆总管多发结石，较前增大；肝内外胆管扩张，胆道积气较前增多（图 15-1 至图 15-7）。

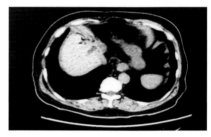

图 15-1　CT：平扫　左半肝切除、胆肠吻合术后，胆管积气

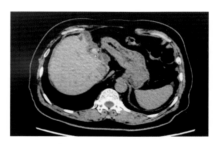

图 15-2　CT：平扫　吻合口及吻合口旁结石

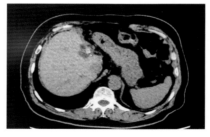

图 15-3　CT：平扫　吻合口旁、右肝管结石

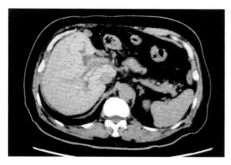

图 15-4　CT：平扫　右后叶胆管结石

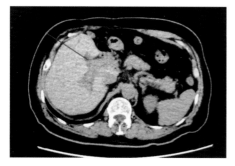

图 15-5　CT：平扫　穿刺胆管靶点

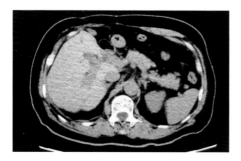

图 15-6　CT：平扫　右前叶、右后叶胆管及右肝管

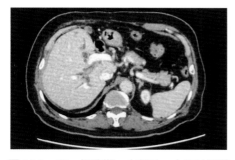

图 15-7　CT：门脉期　右前叶、右后叶胆管

（3）要点分析：①患者行左半肝切除＋两次胆肠吻合术后，复发胆管结石，结石位于吻合口旁＋右肝管＋右后叶胆管内，吻合口旁结石较大。患者无黄疸，表明吻合口通畅，手术目的主要是取出结石，恢复右肝胆管通畅，恢复肝脏功能。②仔细阅片，发现右后叶胆管开口较靠左，如果穿刺右前叶胆管取右后叶胆管内结石时，胆道镜需要转较大的角度才能进入右后叶胆管内，难度较大，可以靠近右后叶胆管开口穿刺，既能顺利地取出右肝管结石、吻合口旁结石，又能较顺利地转入右后叶胆管内取石。

（4）手术要点：①超声见右肝穿刺路径上有肝静脉、门静脉分支遮挡，穿刺架下穿刺针不能避开门静脉分支，遂在无穿刺架下，超声引导进针，穿刺针进入肝脏，达到血管旁时，先分别绕过肝静脉及门静脉分支，再对准右肝管起始部穿刺，一次性穿刺成功，回抽到胆汁。②进镜，见鞘内胆汁、絮状物，吸出。鞘口前方见一金黄色结石，大于鞘管，质硬偏中，反复以网篮牵拉、挤压，结石可裂开，分次取出。③进镜见左上方胆管两分支，各分支内又有 2～3 个分支开口，胆管壁均正常，内未见结石，未见吻合口。④退镜至右后叶胆管开口，轻柔转动胆道镜，以导管鞘撬开右后叶胆管开口右缘，见其内黄色结石，大于鞘管，质硬偏中，可以网篮戳裂部分后取出，继而取尽右后叶胆管各支结石。

⑤硬质胆道镜退出右后叶胆管，见视野内血性液，进镜至近左肝断面胆管，无血性液。退镜至右肝管靠右侧，又出现血性液，反复寻找未见出血部位，分析为胆管壁穿刺口处来血，是扩张通道肝组织、血管出血或镜头左侧右肝管壁撕裂伤出血，以"去甲肾上腺素液"30 mL+20 mL+30 mL 注入，每次停留、观察 5 分钟，初见无出血，进胆道镜后见出血停止，但几分钟后又见血性液，最后一次见无出血后，退镜，留置 16Fr引流管，观察 3 分钟，引流管内未见出血，后见引流管内缓慢流出淡血性液，继而变为红色，小于 10 滴 / 分钟，遂再以"冰去甲肾上腺素液"30 mL 注入引流管，夹管 5 分钟，放开后观察 6 分钟，未见血性液流出。确定出血停止，固定引流管（图 15-8 至图 15-12）。

术毕。出血约 100 mL，冲水约 7000 mL。

（术后引流管未再出现血性液。）

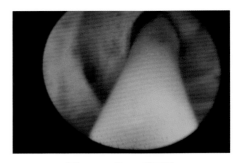

图 15-9　取石后胆管

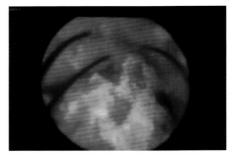

图 15-10　取右后叶胆管结石

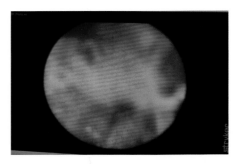

图 15-11　术野胆管内出血

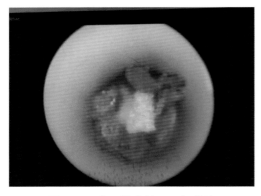

图 15-8　右肝管内结石及絮状物

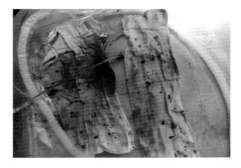

图 15-12　取出结石，穿刺口周围出血，胆管引流管无出血

二、胆肠吻合术后（2次）合并左右肝内胆管结石、化脓性胆管炎、肝脓肿及右肝萎缩

病例 2

患者女性，48 岁。半个月多前出现右上腹疼痛、发热等不适，在当地医院行 CT 等检查后诊断：①肝内胆管结石；②急性胆管炎；③二次胆道术后等，经抗感染等治疗后缓解，来我院。根据临床、影像等检查，诊断：①肝胆管结石并急性化脓性胆管炎；②右肝脓肿；③两次胆总管切开取石 + 两次胆肠吻合术后，胆囊切除术后，子宫切除术后等。查体：皮肤巩膜无黄染。右肋缘下一长约 25 cm 切口瘢痕，下腹部一长约 12 cm 横行切口瘢痕。腹部无压痛，余（−）。

（1）手术史：2002 年 12 月因"肝内外胆管结石"行"胆囊切除 + 胆总管切开取石 +T 管引流 + 胆肠吻合术"。2007 年 11 月再次因"肝胆管结石"行"胆总管切开取石 + 胆道镜取石 +T 管引流 + 胆总管空肠吻合术"。2010 年因"子宫肌瘤"行开腹子宫全切术。

（2）超声报告：①肝胆管结石术后：右肝萎缩，左肝代偿性增大；肝右后叶、左外叶多发性结石。②胆囊术后缺如（图 15-13 至图 15-15）。

（3）CT 报告：①肝内胆管多发性结石并胆管炎，肝内外胆管多处扩张、积液积气。②肝 S7 多发性稍低密度影，

考虑肝脓肿。③胆囊未显示，门静脉增宽（图 15-16 至图 15-21）。

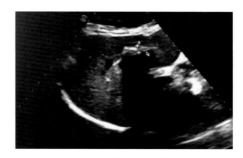

图 15-13　超声：左肝结石

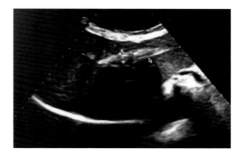

图 15-14　超声：左肝内胆管结石

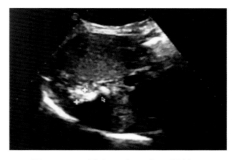

图 15-15　超声：右肝内胆管结石

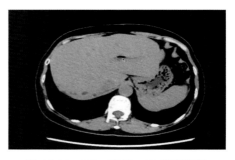

图 15-16　CT：平扫　S2 胆管积气

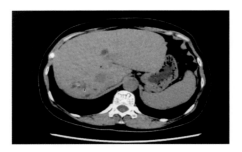

图 15-17 CT：平扫 右后叶（S7）胆管结石、
S2 胆管与矢状部胆管汇合部局部扩张

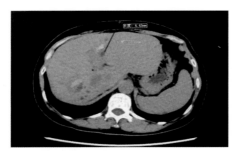

图 15-18 CT：平扫 左右肝内胆管结石；穿
刺部位（紧贴结石）

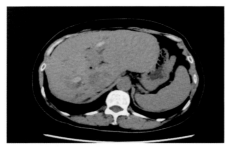

图 15-19 CT：平扫 右前、后叶胆管汇合部
结石，右后叶肝炎症、小脓肿

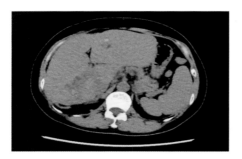

图 15-20 CT：平扫 右后叶（S6）胆管结石，
右肝萎缩

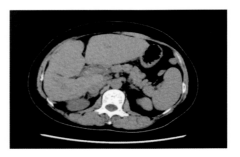

图 15-21 CT：平扫 胆肠吻合口

（4）要点分析：①患者系两次开腹手术，行两次胆肠吻合术后，右肝萎缩，右肝多发小脓肿，肝内胆管扩张不明显，仅矢状部上段近 S2 胆管（B2）开口处扩张，可以穿刺，但此处浅表且有结石遮挡，穿刺时需要注意结石的影响。右后叶胆管仅结石的深面（后面 / 背侧）扩张，穿刺成功后也不便取石，不宜穿刺。可以直接穿刺结石表面，取石。②两者比较，首选剑突下穿刺矢状部上段胆管扩张处。

（5）手术要点：①（超声科）剑突下超声定位、引导，穿刺架下穿刺矢状部上段胆管，进针约 7 cm，顺利回抽到胆汁，使用深静脉穿刺导丝，进入靶向胆管后感觉导丝阻力大，扩管后置入深静脉引流管，回抽胆汁不顺利，超声见引流管到穿刺胆管后未沿胆管途径前行，又进入前方（深面）肝组织内，退管，保留导丝。②重新扩管后，沿导丝置入引流管，回抽仍无胆汁，退出导丝，见导丝在 6 ~ 7 cm 处弯折，超声不能准确判断引流管是否在胆管内。行超声造影，稍退引流管后见矢状部胆管显影，确定引流管进入胆管内，固定。③（手术室）超声探查见引流管仍在肝脏内，未见扩张胆管，考虑由于引流前矢状部上段胆管仅仅是局部扩张，在引流后不再扩张。依次用 10Fr ~ 16Fr 导管扩张，顺利进入肝内 10 cm。进镜见鞘内为胆汁，鞘管口位于右肝管内，见内有较多脓液，稠厚，冲洗、取出。同时见较多黑色结石，右上方一粒较大结石，先取出前者，较大结石直径大于鞘管，较固定，不能直接取出，判断为嵌顿于一支胆管开口处，通过网篮戳、挤压成几部分后取出，见系右前叶胆管开口，结石嵌顿于开口处。继而取净其二级胆管分支，三 ~ 四级胆管内未见结石。④退镜，见右后叶胆管内大量堆积黑色结石，取尽。见 3 支 3 级胆管分支开口处 "彗星尾" 征明显，进镜见内有大量黑色结石，取尽。⑤退镜，见左后侧一胆管内有胆汁流出，无结石及 "彗星征"，系胆总管方向。向左转镜见胆管开口，上挑镜头，顺利进入胆总管内，未见结石等，管壁正常，胆道镜顺利达到胆总管下端，因为角度过大，未见 Oddi 括约肌，但网篮能够顺利通过括约肌并进入十二指肠。⑥胆道镜退出胆总管，见左肝管及 S4a 胆管开口，镜入，未见结石，继续退镜至穿刺口，将胆道镜倒转进入矢状部穿刺口远端，B2 方向，未见结石。⑦退镜，胆道镜倒转回到左肝管内，清除所见细小结石及絮状物。检查右前叶胆管、右后叶胆管，

均未见结石。胆道镜再次进入胆总管，检查无结石等，并顺利进入 Oddi 括约肌。退镜，再进入右后叶胆管，导管鞘随镜进入右后叶胆管，约 16 cm，退镜，留置 16Fr 引流管，16 cm。术毕（图 15-22 至图 15-35）。

术中胆管无出血，冲水 13 000 mL 左右，手术时间 2 小时。

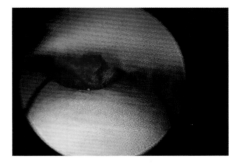

图 15-22　右前叶胆管开口处结石

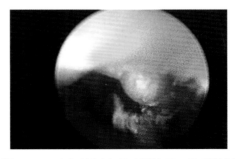

图 15-23　右肝管近右前叶胆管开口处胆管壁炎性息肉

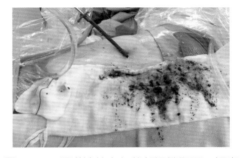

图 15-24　胆道镜转向矢状部远端取石、探查

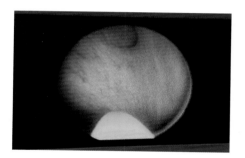

图 15-25　转镜至矢状部远端胆管
（正下方网篮处）

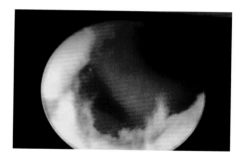

图 15-29　右前叶胆管开口（右上侧口），右肝
管狭窄口（已扩张）

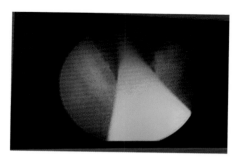

图 15-26　胆肠吻合口

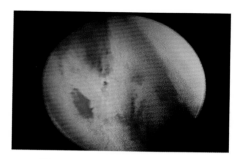

图 15-30　右前叶三级胆管开口

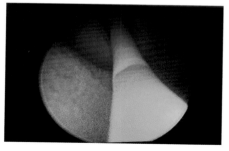

图 15-27　小肠肠黏膜（吻合口下方）

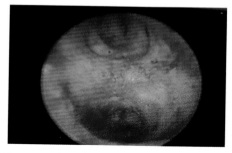

图 15-31　右后叶胆管及三级胆管开口（管壁
炎症明显）

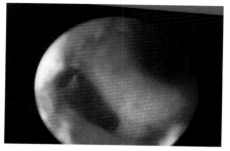

图 15-28　右前叶胆管开口（右上侧）、右后
叶胆管开口（左下侧），管壁炎症明显

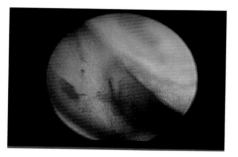

图 15-32　右后叶三级胆管

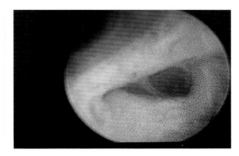

图 15-33 S4b 段胆管开口（右下），右肝管开口（左上）

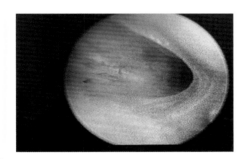

图 15-34 胆总管口（左上）、右肝管口（右中）

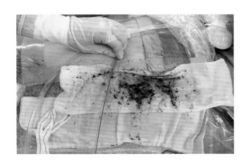

图 15-35 取出之肝胆管结石

三、吻合口结石、胆总管结石及左右肝管结石；行开腹胆总管切开取石术、肝左外叶切除及胆肠吻合术等 4 次手术后

病例 3

患者女性，66 岁。2 个月前开始出现上腹部疼痛，伴发热，轻微眼睛变黄，在当地检查诊断"胆结石伴胆管炎"，抗炎等治疗后缓解，以后反复发作。1 周前上述表现加重，治疗缓解后来我院。外院 MRCP 示：①肝胆管手术后；②肝内外胆管多发结石并扩张；③肝硬化、脾大。CT 示：①肝内外胆管结石较前增多、增大并肝内外胆管扩张加重；②脾大、肝硬化、门静脉高压并侧支循环形成。

（1）超声报告：①符合肝内胆管结石并轻度扩张；②胆囊已切除，胆总管上段明显扩张并结石；③脾大（图 15-36、图 15-37）。

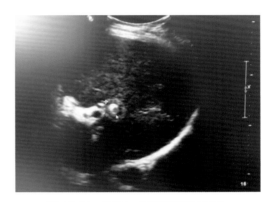

图 15-36 超声：胆总管结石（1）

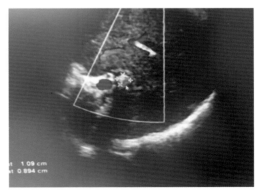

图 15-37 超声：胆总管结石（2）

（2）CT报告：①考虑肝硬化、门静脉高压、食管下段–胃底静脉曲张，脾大。肝脏少许积液，请结合临床，胆囊未见显示。②肝内外胆管多发铸型结石并不完全梗阻，（以左肝管及胆总管全段为主）。胆总管壁增厚，合并胆管炎。③右上腹部局部腹膜炎可能。④腹腔肠系膜肿大淋巴结，考虑炎性增生（图15-38至图15-47）。

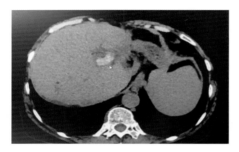

图 15-38　CT：平扫　左肝管结石
（吻合口旁结石）

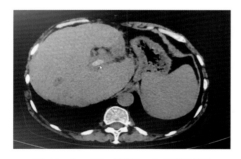

图 15-39　CT：平扫　左肝管结石

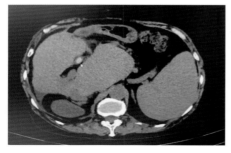

图 15-40　CT：平扫　胆总管结石（入口）

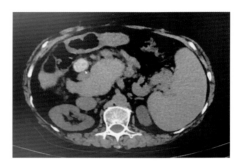

图 15-41　CT：平扫　胆总管结石（下段）

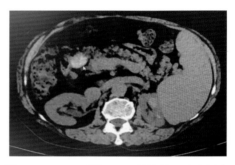

图 15-42　CT：平扫　胆总管结石（末端）

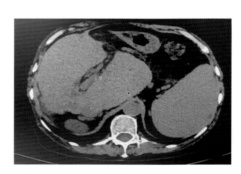

图 15-43　CT：平扫　右肝管，不扩张

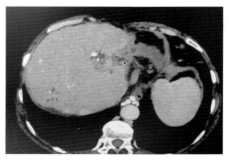

图 15-44　CT：门脉期　肝左外叶切除、胆肠吻合口

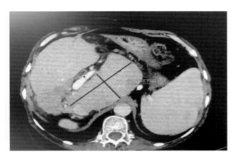

图 15-45　CT：门脉期　尾状叶肥大、
右肝管

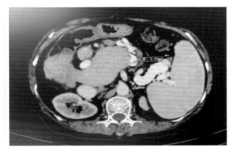

图 15-46　CT：门脉期　肝动脉被推移向左、
胆总管结石

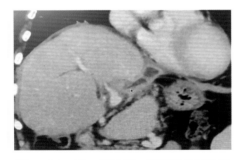

图 15-47　CT：门脉期　胆肠吻合口肠襻

（3）手术史：1982 年 10 月：开腹
胆总管切开取石术；1983 年 5 月：开腹
胆总管切开取石 + 胆囊切除术；2007 年
8 月：开腹胆总管切开取石 + 左肝部分
切除 + 胆肠吻合术；2018 年 11 月：胆
管取石 + 碎石术。

（4）要点分析：①患者有四次手术
史，曾经行肝左外叶切除 + 胆肠吻合术 +

胆总管切开取石术 +T 管引流术 + 胆
囊切除术等手术，CT 示：肝右后叶萎
缩，肝门部右移，吻合口结石 + 左右肝
管结石 + 胆总管结石。②肝内胆管扩张
不明显，矢状部胆管无扩张，右肝管约
4 mm，但超声探查困难，为了一次性取
净胆总管和右肝管结石，行右肝管穿刺
较好，如果困难，可以直接穿刺胆总管
入口。

（5）手术要点：①在超声室超声反
复探查，于右季肋部查见右肝管一段，与
门静脉右支大部分重叠，调整探头角度，
可见右肝管一小段显示，管径约 4 mm，
在穿刺架下穿刺，进针约 8 cm，见穿刺
针进入肝管，但回抽无胆汁。稍退针调
整角度顺利进入右肝管，并见胆汁流出，
放置深静脉管（舒贝康）10 cm，留置术
中扩管、建立取石通道用。②手术中退
出舒贝康引流管，保留原导丝（舒贝康
穿刺导丝，质硬），从 8Fr 扩管至 16Fr，
更换导丝，退芯，留置鞘管。胆道镜入，
见血凝块、胆汁及絮状物，清除后见右
肝管。进镜见胆总管，内有絮状物及大
量黑色结石，成堆。退镜，见左侧左肝
管口，胆道镜进入，见左肝管黑色结石，
取出之，见大量絮状物及部分血块，清除，
见矢状部胆管壁红肿，炎症明显，矢状部
胆管、吻合口附近胆管炎性肉芽较多，无
癌变特征，一较大黑色结石嵌顿于胆管内，
铸型，以气压弹道碎石后取出，因结石较
大，"碎石 – 取石"多次后才全部取出，

同时其部分嵌顿于左内叶 S4b 胆管开口内，一并取出。进镜见矢状部胆管末端左侧 S2 胆管残端口一结石，系碎石后随水冲入，取出。③退镜至吻合口旁，见吻合口炎症明显，炎性肉芽较多，取出，见吻合口不狭窄。退镜至胆总管，至胆总管中下段见大量黑色结石，成堆，以网篮取出，直至末端。胰腺段远端胆管嵌顿一较大结石，网篮无法套取，因为气压弹道碎石杆又直又硬，达不到结石处，无法碎石。④因患者年龄较大，手术时间不宜过长，于是停止手术，留置 16Fr 引流管于胆总管内，长度 16 cm，术毕（图 15-48 至图 15-59）。术中少量出血，约 10 mL，冲水 7000 mL 左右。

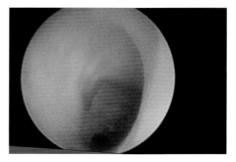

图 15-50　S2 胆管残端胆管口结石

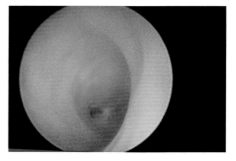

图 15-51　S2 胆管残端胆管口，管壁正常

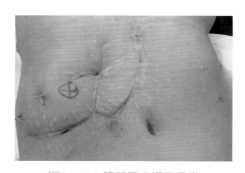

图 15-48　腹壁手术切口瘢痕

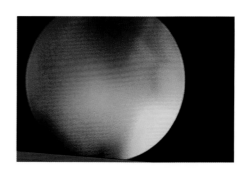

图 15-52　吻合口旁，胆管壁炎症明显

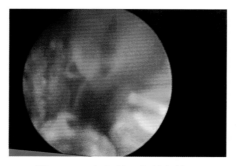

图 15-49　左肝管及矢状部结石

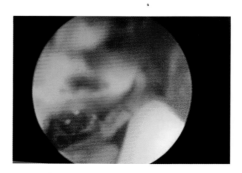

图 15-53　S4b 胆管开口结石

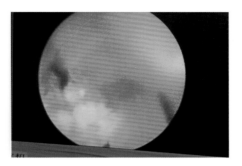

图 15-54　吻合口，炎症明显

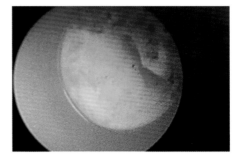

图 15-57　胆总管入口絮状物

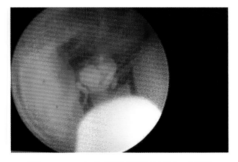

图 15-55　S4b 胆管开口结石，嵌顿

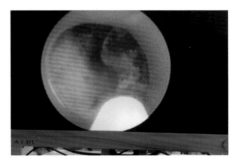

图 15-58　胆总管结石，堆积（中下段）

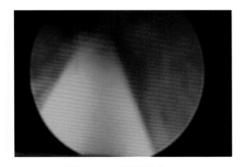

图 15-56　胆总管入口

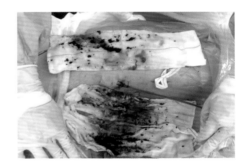

图 15-59　取出结石

（黄　刚）

参考文献

［1］黎介寿，吴孟超，黄志强 . 胆肠内引流术 / 手术学全集：普通外科卷 ［M］. 北京：
人民军医出版社，1996：828-829.

［2］黄志强，黄晓强，宋青 . Roux-en-Y 胆管空肠吻合术 / 黄志强胆道外科手术学 ［M］.
2 版 . 北京：人民军医出版社，2010：439-446.

［3］中华医学会外科学分会胆道外科学组 . 肝胆管结石病诊断治疗指南 ［J］. 中华消化

外科杂志，2007，6（2）：156-161.

［4］何振平，范林军，郑树国，等．肝切除治疗肝胆管结石（附644例报告）［J］．中华肝胆外科杂志，2000，6（3）:175-177.

［5］中国研究型医院学会肝胆胰外科专业委员会，国家卫生健康委员会公益性行业科研专项专家委员会．肝胆管结石病胆肠吻合术应用专家共识（2019版）［J］．中华消化外科杂志，2019，18（5）：414-418.

第十六章

胆管结石合并门脉海绵样变的 PTCL 治疗

胆总管梗阻是临床上最为常见的疾病,引起胆总管梗阻的常见病因是结石、肿瘤、感染三大类。胆总管阻塞将引起肝脏及肝内、外胆道系统的全面改变,包括胆管、肝脏的微循环及肝实质结构的变化。

各种原因引起胆总管梗阻,使胆汁排出障碍,但肝细胞仍持续分泌胆汁,导致胆道系统的压力不断升高。肝内的血管系统和血流动力学也相应地发生改变。胆道内压力升高,肝动脉血流量增加,肝内肝动脉系统扩张,但门静脉的血流量减少,肝内门静脉分支可出现栓塞、狭窄、闭塞、短路等改变,使全肝的血流量减少,肝脏功能受损。门静脉系统的这些变化也影响胆管梗阻解除之后肝实质的修复。

随着胆总管梗阻时间的增加,肝脏的损害也随之加重,继而发展为胆汁性肝硬化、门静脉高压、脾大、食管下端静脉曲张、门静脉海绵样变等。肝内胆管进行性扩张,管壁增厚,汇管区纤维组织增生,肝细胞受压、推移,肝细胞数量减少,出现肝功能失代偿。

肝总管阻塞及两侧肝管开口阻塞,肝脏的病理改变与胆囊已经切除后的胆总管下端阻塞相同。门静脉海绵样变多发生在单独或同时合并胆总管、肝总管、两侧肝管开口梗阻的情况。

但是,单纯一侧的肝胆管阻塞,肝脏的病理和病理生理改变与胆总管或双侧肝管梗阻不同,且在不同的平面阻塞所发生的改变也是不同的。

一侧肝管梗阻,常见于肝胆管狭窄、

肝胆管癌、肝胆管结石等情况，患者肝脏呈明显纤维化、萎缩，但对侧肝脏却有明显的增大代偿，临床上可出现肝脏的明显不对称性改变，但患者并不出现黄疸或明显的肝功能损害。这种情况，肝门部血管海绵样变较少。

肝内胆管结石引起的主要病理改变为胆管梗阻及感染。由于长期的胆管梗阻，反复的胆道感染，导致胆汁淤积，胆道内压力升高，肝实质损害导致肝硬化、门静脉高压、脾大、肝门部血管海绵样变等，海绵样变的血管曲张成团、管壁薄，容易破损、出血，导致手术困难。所以手术解剖、分离时，每一步必须做到"稳、准、轻"，避免出血，一旦出血，

止血困难。所以，有的资料将肝胆管结石合并"门静脉海绵样变"作为手术禁忌证，外科医生需要特别重视。

然而，通过 PTCL 穿刺左肝或者右肝进行取石，避开了经腹部手术需要遇到的海绵样变的血管及其破裂的风险。需要注意的是，有门静脉海绵样变的患者，肝内的门脉分支也会发生相应改变，在超声定位、穿刺时也一定要注意避开，避免出血。

在手术操作中也须注意，硬质胆道镜进镜时，需要看清路径，切忌暴力进镜，镜头戳破胆管壁，戳破门静脉分支，引起大出血，导致生命危险。

第二节 病例分析

一、胆总管结石、左右肝管结石、右后叶胆管结石等，合并重度门静脉海绵样变及重症胰腺炎术后

病例 1

患者男性，45 岁。10 年前因患"重症胰腺炎（胆源性）"在当地医院行"胆囊造瘘＋胰周引流术"等治疗，因病情危重转至南京一著名医院治疗，顺利恢复出院。后来曾多次拔出胰周引流管，但仍有少许胰漏，持续不断，再继续放

置引流，每天引流胰液约 10 mL。一直到此次入院，引流持续 10 年余。由于胆管结石未解决，术后经常出现腹痛、发热、血培养阳性等，先后到上海的几家著名医院就诊，均表示由于肝内胆管及胆总管结石并梗阻，而且腹腔内大量增多增粗迂曲血管，手术风险高，不能手术处理胆总管、肝内胆管结石，故而胆囊造瘘管也一直保留至今。胆囊造瘘管每天引流胆汁 500 ～ 600mL。10 年来反复辗转在上海、南京几家大医院治疗。查体：

巩膜轻度黄染，上腹部见手术瘢痕及左右两条引流管。入院诊断：①肝内外胆管多发结石伴胆管炎，肝内外胆管扩张；②肝门部血管海绵样变；③重症胰腺炎术后；④胆囊造瘘术后，胰周引流术后。

患者 1 个月前因"肠梗阻、肾功能损害"入院治疗。有 2 型糖尿病史 6 年。

（1）CT 报告：肝内外胆管多发结石伴胆管炎，肝内外胆管扩张。重症胰腺炎术后改变：胰腺组织显示不清，术区结构紊乱。腹腔内见大量增多增粗迂曲血管（图 16-1 至图 16-7）。

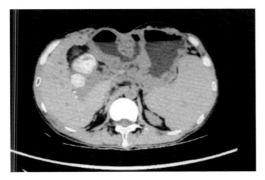

图 16-1　CT：平扫　右肝巨大、铸型结石

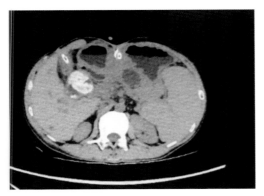

图 16-2　CT：平扫　右肝结石、胆囊引流管（右上）、胰周引流管（中上）

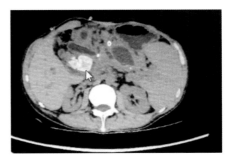

图 16-3　CT：平扫　右肝管、胆总管结石

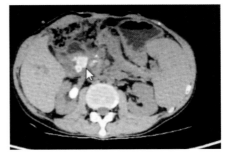

图 16-4　CT：平扫　胆总管结石

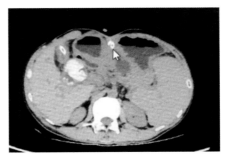

图 16-5　CT：平扫　右肝结石，两条引流管（胆囊、胰周）

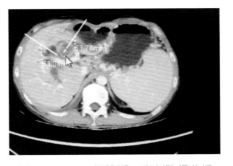

图 16-6　CT：门脉期　穿刺路径分析

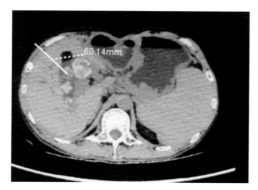

图 16-7　CT：平扫　左右肝管汇合部两粒大结石，胆总管内三粒大结石，其中一粒 30 mm×25 mm 以上。

（2）超声报告：胆总管及肝门部胆管结石伴肝内外胆管扩张。肝门部等大量血管曲张。胰腺组织显示不清，术区结构紊乱。

（3）要点分析：①该患者系重症胰腺炎术后，由于胆总管及左右肝管结石未能处理，所以胆囊造瘘管一直保留。而不能处理胆管结石的原因早期是由于患者重病之后，手术耐受性差；后来是由于肝门部血管曲张，海绵样变，手术难度大，风险高，加之患者肝门部胆管结石的存在，进食及消化功能受影响，长期营养不良，全身情况差，难以耐受手术，故而到多家知名医院就诊都表示不能给予手术治疗。由于胰漏，每天 10 mL 余，胰周引流管拔出数次都出现腹痛及胰周积液增加，所以一直留置至今。②鉴于此，第一应该解决胆管结石的问题，通过 PTCL 取出肝门部胆管及胆总管结石，使胆汁顺利进入肠道，恢复消化吸收功能，同时有利于保护肝脏

功能。③第二，术后 4 周左右复查，清除右后叶胆管结石，同时检查及清理肝门部胆管及胆总管残余结石，即完全取出肝内外胆管结石，使胆汁引流完全恢复正常。如发现 Oddi 括约肌有狭窄，可以使用网篮扩张等处理，并置引流管支撑。术后可以拔出胆囊造瘘管。④第三，处理胰漏。最后使患者康复如常人。⑤结石位于左右肝管汇合部，两粒大结石，胆总管内三粒大结石，右后叶结石。通常情况下，穿刺右前叶胆管，取出左右肝管汇合部结石，然后继续取出胆总管结石。该患者久病体弱，手术耐受性较差，手术时间不宜过长，而且结石较大，需要碎石才能取出，耗费时间，根据术中情况掌握。右后叶结石可以第二次手术时再取出。

（4）手术要点：①在超声引导下，经肝右前叶穿刺右肝管，一次成功并顺利抽出胆汁。置入斑马导丝见顺利进入右肝管达左肝管，退出穿刺针，依次以 8 ~ 16Fr 导管扩张，留置 16Fr 导管鞘。②置入硬质胆道镜，见胆管内胆汁并流入鞘管内，冲水后见左、右肝管内大量结石，其中最大的直径约 12 mm，钬激光多次"碎石－取石"后取出，至取尽。胆道镜进入左肝内二级至四级胆管，清理干净絮状物及细小结石。③胆道镜退至左右肝管汇合处，找到肝总管入口，见大量结石，最大者 20 mm×30 mm 以上，先以网篮取出部分结石，不能直接取出

者以钬激光碎之，反复多次"碎石–取石"后取出，泥沙样及细小结石随冲水流出，余者以网篮取出。由于结石大，碎石耗时长。取出结石后，胆总管下端见 Oddi 括约肌，以导丝进入十二指肠。胆道镜可通过 Oddi 括约肌进入十二指肠。退镜，置 16Fr 引流管于胆总管，15 cm，术毕。术中无出血。（图 16-8 至图 16-13 ）。

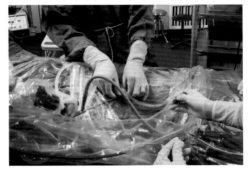

图 16-11　长期胆道梗阻，肝硬化，导致肝门位置变化，胆道镜变水平位取石

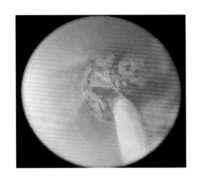

图 16-8　胆总管结石

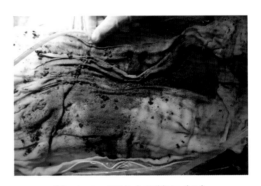

图 16-12　取出大量结石（1）

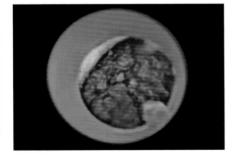

图 16-9　钬激光碎石，胆总管内结石（1）

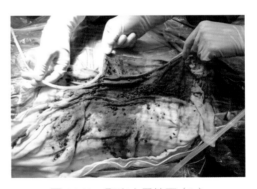

图 16-13　取出大量结石（2）

术后患者恢复顺利。胆总管引流管引流胆汁 100 mL/d 左右，胆囊引流管无胆汁，胰周引流管每天数毫升。

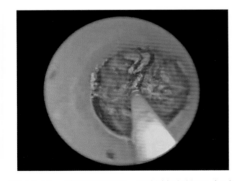

图 16-10　钬激光碎石，胆总管内结石（2）

二、胆总管结石、左右肝内胆管结石、胆囊结石等，合并重度门静脉海绵样变

病例 2

患者女性，48 岁。反复右上腹疼痛、发热、皮肤巩膜黄染 10 年余，体温最高达 39 ℃ 以上。先后到上海、北京等地著名医院就诊，诊断：①肝内胆管、胆总管、胆囊结石，肝内胆管扩张，梗阻性黄疸；②肝硬化、脾大、门静脉高压侧支循环形成，肝门血管海绵样变，食管下段 – 胃底静脉曲张。均认为需要手术取出结石，有的专家、教授建议行开腹胆总管切开取石，有的建议行肝切除，有的建议做肝移植，但均认为肝门血管海绵样变严重，手术风险极高。辗转全国各地，后经当地一知名专家推荐来我处。诊断：①肝内外胆管多发结石并肝内胆管扩张，胆囊多发结石，梗阻性黄疸；②肝硬化、脾大、门静脉高压侧支循环形成，（肝内外）门静脉海绵样变，食管下段 – 胃底静脉曲张。查体：生命体征正常，皮肤巩膜重度黄染，体表多部位皮肤见抓痕，以双上肢为多，余阴性（–）。

年幼时患乙肝。

（1）CT 报告（2018 年 7 月，外院）：①肝内胆管、胆囊多发结石，肝内胆管扩张；②肝硬化、脾大、门静脉高压侧支循环形成，门静脉海绵样变，食管下

段 – 胃底静脉曲张。

（2）CT 报告（2020 年 6 月）：①左右叶胆管及肝总管多发结石并胆管炎，肝内胆管扩张、积液；②胆囊多发结石；③肝硬化、脾大、门静脉高压、门静脉海绵样变，食管下段 – 胃底静脉曲张（图 16-14 至图 16-22）。

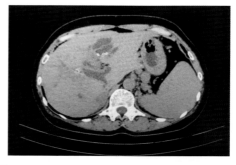

图 16-14 CT：平扫 肝内胆管结石并扩张（1）

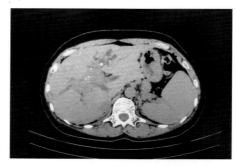

图 16-15 CT：平扫 肝内胆管结石并扩张（2）

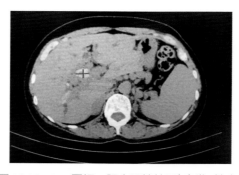

图 16-16 CT：平扫 肝内胆管结石（多发、较大）

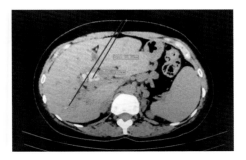

图 16-17 CT：平扫 肝内胆管结石，
穿刺靶点（1）

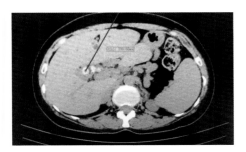

图 16-18 CT：平扫 肝内胆管结石，
穿刺靶点（2）

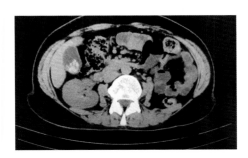

图 16-19 CT：平扫 胆囊多发结石

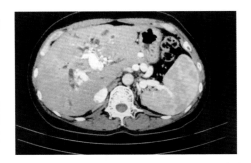

图 16-20 CT：门脉期 肝内外门静脉分支广
泛、重度曲张、海绵样变

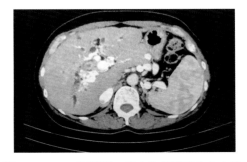

图 16-21 CT：门脉期 肝内外门静脉分支广泛、
重度曲张、海绵样变，结石部位胆管被其包绕

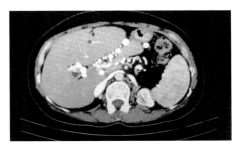

图 16-22: CT：门脉期 肝内外门静脉分支广泛、
重度曲张、海绵样变

（3）超声报告（2020 年 7 月）：
①肝内胆管多发结石。未排胆源性肝硬
化。门静脉高压、脾大。肝门部血管海
绵样变。②胆囊多发性结石。

（4）要点分析：①患者因为乙型肝
炎后肝硬变，加上长期的胆管结石导致
门静脉高压，肝门部血管海绵样变，肝
内门静脉分支亦增多曲张，穿刺时需要
特别注意，避免穿刺到门静脉分支，导
致出血。取石时也必须小心，动作须轻柔，
防止因操作造成出血，发生危险。②结
石分布范围广，位于胆总管、左右肝内
胆管，右后叶胆管内结石堆积，胆囊大
量结石等。根据患者情况，一次难以取
尽结石，第一次以取肝内胆管结石为主，

尽量多取结石，取出越多，越有利于肝脏功能的恢复。③超声检查，右肝穿刺靶向胆管路径血管丰富，穿刺困难；左肝内胆管扩张，确定为穿刺靶点。

（5）手术要点：①超声引导下穿刺左肝内胆管，但由于门静脉分支血管阻挡，穿刺两次不成功，遂穿刺矢状部胆管与S3段胆管汇合处，即左肝管起始部，一次穿刺成功。②扩张通道至16Fr，进镜即见镜头右侧黑色结石，取出数粒，系矢状部结石。进镜见左侧一大黑色结石，大部分嵌顿于胆管腔内，考虑该处为一胆管开口，结石仅部分突出，网篮不能取出，以气压弹道碎之，取出，管腔内仍见结石，因角度过大，胆道镜不能左拐进入该胆管，根据解剖结构，考虑其为胆总管。③退镜至左肝管，继续进镜，进入左前方一支胆管内，较粗，内有大量黑色结石，取尽，未见有分支胆管开口，似囊状，为胆囊。稍退镜至左肝管内，继续向前即向右肝，镜头左前方见胆管开口，即右后支胆管（B6），内有大量黑色结石，取尽。④退镜至前面考虑为胆总管处，又见一较大黑色结石突出，多次"碎石－取石"后取出，随之以网篮取出其余结石。因角度太大，胆道镜不能进入胆总管中下段，镜下不能够看见Oddi括约肌，网篮入内未再取

出结石。⑤检查术野，未见结石，无出血，置16Fr引流管于右肝内胆管，术毕（图16-23至图16-27）。

术中无出血，冲水约12000 mL，手术时间约3小时。

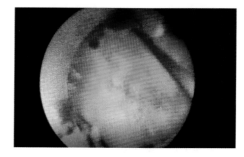

图16-23　胆管壁充血、肿胀，炎症严重

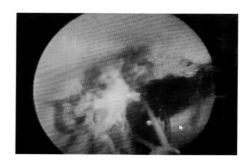

图16-24　右肝管较大结石嵌顿，胆管壁红肿

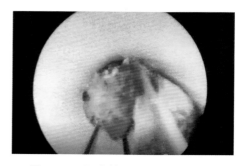

图16-25　取出结石及黏附之絮状物

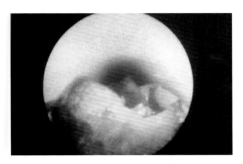

图 16-26　结石取出中

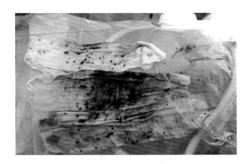

图 16-27　取出结石

（黄　　刚）

参考文献

［1］黄志强，黄晓强，宋青 .Roux-en-Y 胆管空肠吻合术 // 黄志强胆道外科手术学［M］.2
版 . 北京：人民军医出版社，2010:439-446.

［2］中国研究型医院学会肝胆胰外科专业委员会，国家卫生健康委员会公益性行业科研
专项专家委员会 . 肝胆管结石病胆肠吻合术应用专家共识（2019 版）［J］. 中华消
化外科杂志，2019，18（5）：414-418.

［3］何宇，别平 . 肝胆管结石外科治疗难点与策略［J/CD］. 中华普外科手术学杂志：
电子版，2021,6（4）：351-355.

英文缩略词索引

BDI　　　　胆管损伤（bile duct injury）

CAR　　　　组成型雄激素受体（constitutive androgen receptor）

CPC　　　　慢性增生性胆管病（chronic proliferative cholangiopathy）

ENAD　　　经内镜鼻胆管引流术（endoscopic nasobiliary drainage）

ERCP　　　内镜逆行胰胆管造影术（endoscopic retrograde cholangio-pancreatography）

FSE　　　　快速自旋回波序列（fast spin echo sequence）

FXR　　　　法尼醇 X 受体（farnesol X receptor）

HASTE　　　半傅里叶采集单次激发快速自旋回波序列（half-Fourier acquisition single-shot turbo spin-echo sequence）

HL　　　　　肝胆管结石（hepatolithiasis）

HNF4α　　　肝细胞核因子 4α（hepatocyte nuclear factor 4α）

LC　　　　　腹腔镜胆囊切除术（laparoscopic cholecystectomy）

MRP3　　　多药耐药相关蛋白 3（multidrug resistance-associated protein 3）

MRCP　　　磁共振胆胰管造影（magnetic resonance cholangiopancreatography）

MRI　　　　磁共振成像（magnetic resonance imaging）

NTCP　　　牛磺胆酸钠协同转运多肽（Na^+ taurocholate cotransporting polypeptide）

NGF　　　　肝脏神经生长因子（nerve growth factor）

OATPs　　　有机阴离子转运多肽（organic anion transporting polypeptides）

OSTα/β　　　有机溶质转运蛋白 α/β 的上调（organic solute transporter）

PBP　　　　胆管周围血管丛（peribiliary plexus）

PTCS　　　经皮肝穿刺胆道镜（技术）（percutaneous transhepatic choledochoscope）

PTCL　　　经皮肝穿刺胆管取石术或经皮肝穿刺胆管造瘘取石术（percutaneous transhepatic cholangioscopic lithotony）

PTCSL　　　经皮肝穿刺胆管切（开取）石术（percutaneous transhepatic cholangioscopic lithotomy）

PTC　　　　经皮肝穿刺胆道造影术（percutaneous transhepatic cholangiography）

PTCD　　　经皮肝穿刺胆道造影置管术（percutaneous transhepatic cholangiography duct）

RARE　　　快速采集弛豫增强序列（rapid acquired of relaxation enhancement）

SHP　　　　短异二聚体伙伴（short heterodimer partner）

SSFP　　　稳态自由进动序列（steady state free precession sequence）

TNF　　　　肿瘤坏死因子（tumor necrosis factor）